抗精神病薬をシンプルに使いこなすためのEXERCISE

著 長嶺敬彦(吉南病院 内科部長)

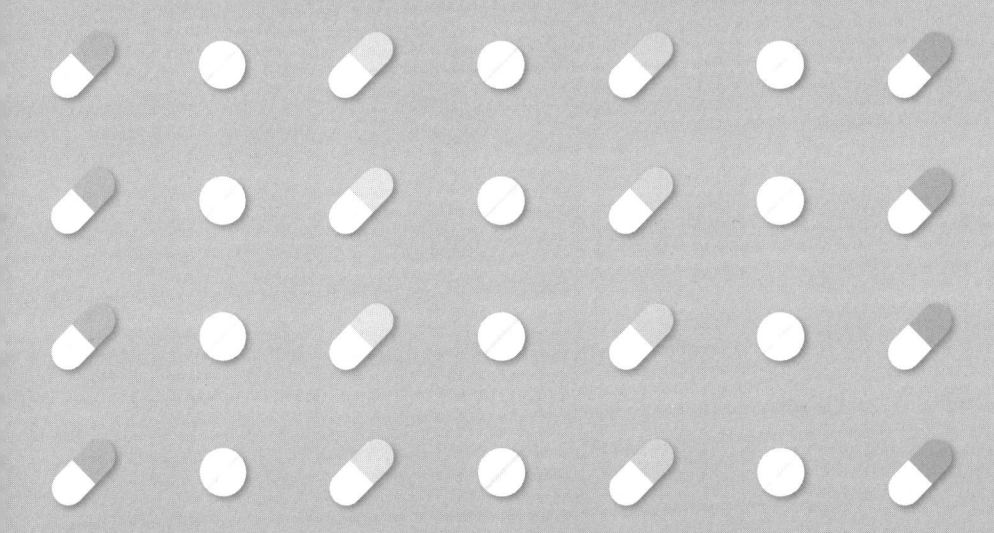

株式会社 新興医学出版社

Rational Use of Antipsychotics: Clinical lessons from psychopharmacology and brain science

Takahiko Nagamine

© First edition, 2011 published by
SHINKOH IGAKU SHUPPAN CO. LTD., TOKYO.
Printed & bound in Japan

はじめに

抗精神病薬をシンプルに使いこなす

　現代はストレス社会です．誰だって，いつ，こころの病になるかわかりません．こころの病は少なくとも3つの問題を抱えています．1つ目は，個人の自己実現を阻む要因であること．2つ目は，大きな社会的損失を生じること．3つ目は，スティグマが生じることです．

　個人レベルではすべての病気に共通することですが，こころの病は私的苦痛体験であり，活動性を低下させ，自己実現の機会を奪う危険性があります．だから病と向き合い，病から回復し，新たな自己を創造することが必要です．社会レベルでは，さまざまな推算式で計算されていますが，こころの病による社会的損失は身体疾患によるそれと大差なく大きな問題です．社会レベルではもう1つ大切なことがあります．社会がこころの病をどのように考えるか，社会との相互作用でさまざまな問題が起こります．たとえば偏見の問題です．

　さて，こころの病に対して，我々の時代はどう対処しているのでしょうか．精神薬理学の発達に伴い抗精神病薬の開発が進み，薬物療法が大きな柱となっています．たしかに抗精神病薬は特定の病態にはよく効きます．しかし万能薬ではありません．薬の限界を認識しておかなければなりません．当然，抗精神病薬が不適切に使用されると，身体副作用だけでなく精神症状も出現します[1]．また，社会全体でどのような場面で抗精神病薬が使われているかをみると，社会が精神疾患をどのように考えているかがわかります．社会と抗精神病薬の相互作用にも目を向けなければなりません．

　抗精神病薬は諸刃の剣です．適切に使用することが大切です．抗精神病薬を正しく使うことを教示する精神薬理学の本は数多く出版されています．本書はそのような本ではありません．最新の精神薬理学のデータを紹介しますが，抗精神病薬を適正に使用するにはどうすればよいのか，読者の皆様と一

緒に考えることを主眼にしています．いわば抗精神病薬を安全に使用するための考え方のトレーニングです．

　精神科の医師，薬剤師，看護師の方々には，本書を紐解きながら患者さんの視点に立った薬物療法を実践してほしいと思います．また患者さんやご家族の方々には抗精神病薬への期待を感じていただければと思います．抗精神病薬は化学物質です．その特徴を理解してシンプルに使いこなすのがクールです．シンプルな使い方のなかに，抗精神病薬の効果を最大限に引き出す鍵が隠されています．

　複雑な理論や考え方がいくつか出てきますが，"考え方"つまり"プロセス"は複雑でも，結論はいたってシンプルです．抗精神病薬が最大の効果を発揮するのは，"至適最小用量"での使用です．"Simple is best."そして"Small（Minimum dose therapy）is beautiful."なのです．さあ，抗精神病薬を適切に使用するためのトレーニングを行いましょう．

文献
1. 阿部和彦：薬と精神症状 改訂第3版．新興医学出版社，東京，2004

本書の読み方

　本書の読み方を簡単に説明します．EXERCISE の内容をイメージしたタイトルがつけてあります．本文を一読して，本文のあとに示した EXERCISE を考えてみてください．EXERCISE の答えがイメージできなければ，もう一度本文を読んでみましょう．答えがみつかるはずです．

　本書は 5 つのパートからなっています．PART 1 は抗精神病薬の社会学です．抗精神病薬が社会のなかでどのように使われているかを考えてみましょう．PART 2 と PART 3 は抗精神病薬の薬理学です．最新の研究成果や仮説を紹介しています．EXERCISE のあとに根拠となる文献を挙げていますので，興味のある方は参考にしてください．PART 4 は抗精神病薬の心理学です．抗精神病薬がどうしてシンプルに使えないのか，心理面に焦点をあてて考えてみましょう．シンプルに使用する方法がみえてくるはずです．PART 5 は統合失調症と発達障害が混同されやすい背景を考えてみます．ドパミンの働きを「境界線」でイメージしてみました．それではとりあえず練習してみましょう．次に示した FIRST EXERCISE をやってみてください．

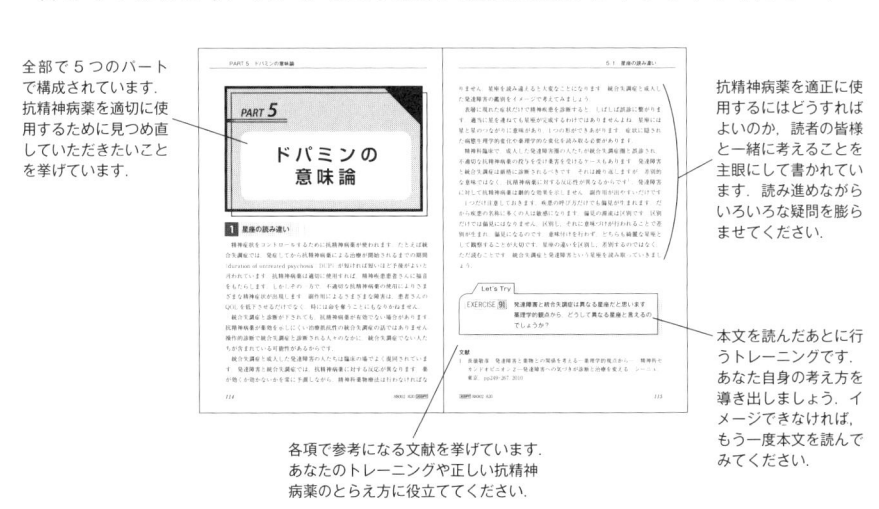

FIRST EXERCISE

星座が読める精神科医療

　夜空に浮かぶ星は美しい．満天の空を見上げると，星のつながりがみえてきます．子供の頃に星座をみつけた感動はけっして忘れることができません．精神症状の集合で精神疾患を診断する操作的診断方法は，夜空に浮かぶ星座をみつける作業にどこか似ています．でも星を数個みただけでは星座をみつけることができません．いくつかの精神症状があるからといって，精神疾患が簡単に診断できるわけではないのです．

　操作的診断法を用いて表層に現れた症状群だけで診断を行うと，なかなか正しい診断にたどりつけません．たとえばDSM（diagnostic statistical manual）は発達障害の広がりを切断して，さまざまな疾患概念に無理やり押し込んでしまいました．発達障害でみられる症状を寄せ集めれば，統合失調症と診断されることもあります．強迫性障害と診断されることもあるでしょう．成人した発達障害の人たちが統合失調症と同じ薬物療法を受けると副作用が出やすいです．発達障害という星座と統合失調症という星座は区別しなければいけません．差別的な意味ではなく，抗精神病薬に対する反応性が異なるからです．

　もちろんいくつかの星座で，共通する星もあります．精神疾患のゲノム解析から感受性座位や原因遺伝子の探索で，統合失調症と双極性障害に近似性が認められます．またコピーナンバーバリエイション（CNVs）では，統合失調症と発達障害で一部関連が認められます．精神疾患の分子生物学的な探索は進歩しています．1つ1つの星の探求は進んでいるのです．しかし得られたデータをどのように解釈し，それらをどのように組み合わせれば美しい星座がみつかるのか，現代の生物学的精神医学は明確に示せていないのです．星の観測だけで，星座が読めていない現実があります．

　統合失調症にしろ発達障害にしろ，純粋で優しい人たちが多いです．それは裏を返せば社会に適合しにくい特性です．複雑化した現代社会に適合するには言葉の裏に隠されたメタファーを読み解き，それを逐一行

動に反映させなければなりません．「嘘も方便」を多用しなければ世渡りはできません．それが苦手であるのが，統合失調症や発達障害の人たちです．そのため彼らあるいは彼女たちは，社会のなかで「自己存在の危うさ」を感じやすいのです．しかし，もし我々の社会が，彼らあるいは彼女たちを生きづらくしているとしたら，それはきらめく星空を雲で隠すようなものです．暗黒の空にはオリオン座もカシオペア座もみつけることができません．社会のあり方に関しても，考え直さなければなりません．

　星座をみつけるにはどうすればよいのでしょうか．夜空をじっくり眺めることです．漫然とではなく，精神薬理学（psychopharmacology）や社会心理学（social psychology）をガイドに星空を眺めることです．そうすれば星と星の関係性がおのずとわかり，星座がみえてくるはずです．患者さんやご家族はこころの病に苦しんでいます．でも苦しみの向こうに純粋なこころの輝きを持っています．本書を片手に夜空を眺め，満天の星のなかからきらめく星座をみつけてください．あなたの星座は何ですか？　私は10月22日生まれのてんびん座です．次に示した私の質問に頭のなかで答えてみてください．1つ質問に答えるごとに，1つ星座がみつかります．質問に正解はありません．答えはイメージでよいのです．

FIRST Try

EXERCISE Ⅰ　何月生まれですか？　そして星座は何ですか？

EXERCISE Ⅱ　星座をみつけることと精神科診断は，どこが似ていて，どこが違うと思いますか？

目 次

はじめに
・抗精神病薬をシンプルに使いこなす …………………………… *iii*

本書の読み方 ……………………………………………………………… *v*

FIRST EXERCISE
・星座が読める精神科医療 ………………………………………… *vi*

PART 1　抗精神病薬の社会学　　1

1　抗精神病薬の処方動向―世界的潮流―　*1*
2　統合失調症の薬物療法の現況　*6*
3　抗精神病薬のメタアナリシス　*8*

➡ Let's Try　EXERCISE 1〜9

PART 2　抗精神病薬の薬理学（1）副作用　　13

1　抗精神病薬の効果的な使用方法　*13*
2　「質」に関する副作用は，受容体プロフィールが予測因子になる　*16*
3　抗精神病薬の種類と代謝障害に関する最近の知見　*20*
4　錐体外路症状と脳内 D2 受容体占拠率　*24*
5　悪性症候群　*27*
6　過鎮静　*30*

7 心突然死（QT延長） *32*
  8 便秘とイレウス　*34*
  9 誤嚥性肺炎　*37*
  10 高プロラクチン血症　*39*

➡ **Let's Try** EXERCISE 10〜36

PART 3　抗精神病薬の薬理学（2）
使いこなすための最新の知識　*43*

  1 多剤併用と薬物動態　*43*
  2 非定型抗精神病薬は寿命を縮めるか　*46*
  3 至適最小用量での治療　*48*
  4 コインの表と裏　*52*
  5 副作用閾値を超えないようにするには　*54*
  6 精神科救急と血液データ―心身相関を示す現象―　*58*
  7 パーシャル・アゴニストの誤解　*61*
  8 神経系は"創発"―互いに影響しあうことで生まれる新たな全体―　*66*
  9 ドパミン受容体の三次元構造と統合失調症―シナプスでの刺激伝達からの推測―　*70*
  10 代謝型グルタミン酸2受容体（mGluR2）と抗精神病作用　*74*

➡ **Let's Try** EXERCISE 37〜62

PART 4　抗精神病薬の心理学　　77

1　誤診のカテゴリー　77
2　専門家の盲点　79
3　絆が「暗黙の習慣」を強化する　81
4　予言は当たりやすい　83
5　無意識の重要性　86
6　社会的無意識が影響していると考えられる３つの事象　89
7　リーダーシップは誰がとる　92
8　統合失調症らしくなる処方－ドパミン遮断－　94
9　統合失調症らしくなる処方－動的平衡－　96
10　ゴールド・スタンダードは何か　99
11　曖昧な診断を繰り返すと，疾患概念は症状概念に格下げになる　101
12　疾患の理解の仕方には異なる次元がある　104
13　薬理学的類似性　107
14　星座を読もう　110

➡ Let's Try　EXERCISE 63〜90

PART 5　ドパミンの意味論　　113

1　星座の読み違い　113
2　精神疾患患者は優しいが，その優しさが疾患により異なる　115
3　発達障害では「境界線」が消失した印象を与えるときもある　117
4　情報の嵐に遭遇したら　119
5　「境界線」は２本ある　122
6　「境界線」はドパミンが制御している　125

7　発達障害のこだわりに少量のSSRIが有効なことがある　*127*
8　発達障害におけるセロトニン系の異常　*129*

➡ **Let's Try**　EXERCISE 91〜101

LAST EXERCISE
・医療の目的とは……………………………………………………… *131*

おわりに
・なぜ本作りは苦しくないのか………………………………………… *133*

索引……………………………………………………………………… *135*

PART 1 抗精神病薬の社会学

1 抗精神病薬の処方動向―世界的潮流―

　薬がどのように処方されているのか，その動向をみると医療の現況がみえてきます．すべての薬のなかで一番売れているのは，どのような種類（カテゴリー）の薬だと思いますか．抗精神病薬の処方動向をみることで，精神科薬物療法の現状が浮かび上がってきます．世界の流れをみてみましょう．

◆抗精神病薬の処方は予想以上に多い

　わが国の正確なデータはないので，JAMA に掲載された米国のデータをみてみましょう[1]．2009 年の米国内での処方薬（医師が処方箋を発行して投薬する薬）の大まかな動向調査です．処方薬の総売上高は 3,000 億ドルを越えており，前年比で 5.1％ の伸び率です．処方箋の枚数も前年より 2.1％ 増加し 39 億件に達したと言います．医薬品の種類別（クラス別）に売上高をみると，なんと第 1 位は抗精神病薬で，146 億ドルの売上高でした．第 2 位は脂質改善薬（143 億ドル），第 3 位はプロトンポンプ阻害薬（136 億ドル）です．脂質改善薬やプロトンポンプ阻害薬が上位を占めるのは，メタボリッ

ク・シンドロームやストレスなどによる消化性潰瘍が多いのかもしれません．薬の売上は，時代背景と関連します．

そして第4位が抗うつ薬で，売上高は99億ドルです．抗精神病薬と抗うつ薬で245億ドルもの売上があります．ということは，精神疾患が急増しているのでしょうか．あるいは向精神薬が安易に処方されているのでしょうか．向精神薬は処方薬のなかで，巨大なマーケティングを形成していることは間違いありません．このような大規模な数字になると，製薬メーカーの競争も激しくなるでしょう．向精神薬は，さまざまな市場原理が働きやすい医薬品と言えます．ところで「抗精神病薬」と「向精神薬」の違いを述べておきます．抗精神病薬とは統合失調症の治療薬で，薬理作用はドパミン遮断作用です．向精神薬とは抗精神病薬，抗うつ薬，抗不安薬，睡眠薬など中枢に作用し精神症状を改善する薬の総称で幅広い概念になります．

米国では2008年にそれまでトップであった脂質改善薬を抜いて，抗精神病薬が総売上でトップになりました．統合失調症が増えたのでしょうか．そうではなくて，米国食品医薬品局（FDA）の分析によれば，非定型抗精神病薬の適応外使用が拡大しているために抗精神病薬の総売上高が増加していると結論しています．非定型抗精神病薬の売上が上昇した背景には，定型抗精神病薬に比べて有効性が高く副作用が少ないという認識が精神科医の間で定着したことも一因です．しかし非定型抗精神病薬の有効性が定型抗精神病薬よりも著しく優れているというエビデンスはありません．どちらも基本的な薬理作用はドパミン遮断作用だからです．非定型抗精神病薬が定型抗精神病薬に比べて副作用が著しく少ないというエビデンスも残念ながらありません．たしかに非定型抗精神病薬は錐体外路症状の発現は少ないです．しかし重篤な副作用である心突然死の発現頻度は，定型抗精神病薬と同等です．代謝障害は非定型抗精神病薬のほうがリスクは高いです．

もちろん定型抗精神病薬の時代に戻ることが正しいわけではありません．非定型抗精神病薬はドパミン遮断作用以外の有用な薬理作用が動物実験レベルで証明されていますし，鎮静をかけない治療には適しています．薬理学的なドパミン遮断をみる限り，非定型抗精神病薬と定型抗精神病薬では至適用

量であれば効果（efficacy）の差は意外と少ないのです．精神科医の感覚や社会の動向は，抗精神病薬間の薬理学的な差をデフォルメしている可能性があります．それは巨大なマーケティングとも関連します．抗精神病薬が新たに発売されると，効果の差は大きくなくても，小さな薬理学的差異をキャッチコピーで拡大して印象づけるのです．薬理学的な機序を都合よくデフォルメする手法です．ドパミン・システム・スタビライザーはその一例でしょう．PART 3「7 パーシャル・アゴニストの誤解（p 61）」で詳しく解説します．

　米国での非定型抗精神病薬の適応は，最近まで統合失調症と双極性障害（躁病相）に限定されていました．統合失調症以外に非定型抗精神病薬が使用される傾向は，2007年には米国ではアリピプラゾールが大うつ病の補助療法としての適応が承認され，2009年にはクエチアピンも同様に追加適応が認められたのでますます顕著になるでしょう．わが国でも非定型抗精神病薬の感情障害圏への使用は適応外ですでに行われています．今後適応追加が行われる予定があり，抗精神病薬はますます市場を拡大していくと考えられます．

◆適応外使用が多い

　適応外使用がどのくらい行われているのか，データをみてみましょう．2007年の米国退役軍人病院の処方データベースを検討した結果，非定型抗精神病薬を1回以上処方された279,778人のうち60.2%は適応外使用であったと言います[2]．この論文の著者は，医師が著効例の症例報告を聞いて適応外でも処方している可能性が高いことを指摘しています．これは「知ってて行うこと」だからルール違反です．精神科臨床では，ルール違反が容認される専門家の暗黙の規範ができ上がっていると想像されます．同様の現象はナーシングホームでもみられます．全米規模での調査で，ナーシングホームに入所している人が2006年に非定型抗精神病薬の処方を受けた割合は約30%で，このうち32%が適応外使用でした[3]．施設間で処方割合が異なり，非定型抗精神病薬の使用に抵抗がない施設ほど処方率が高かったのです．

　先進国において向精神薬に曝露される人々は，非定型抗精神病薬やSSRI

が登場した1990年代から急増しています．この傾向は小児を含むすべての年齢層に認められます．抗精神病薬は適応外使用が増加し，成人では感情障害や認知症の問題行動の治療に，青年・小児においては感情障害，注意欠陥多動性障害，素行障害に対して処方されています[4]．適応外使用では，抗精神病薬の有益性と有害性の評価が行われていません．特に成長期である小児や青年に対しての効果と副作用を早急に検討すべきです．

同様の傾向は精神科クリニックでも認められます．1996～2006年の米国外来医療調査のサンプルである13,079件の通院データをみると，平均剤数が1.42剤から1.99剤へと増加しています．3種類以上を処方している割合は16.9%から33.2%（オッズ比2.60, 99% CI：1.61～4.22, $p<0.001$）に増加しています[5]．抗うつ薬や抗精神病薬を含む多剤併用療法の増加傾向が認められるのです．併用による有意性は臨床試験で証明されていないにもかかわらず，増加する傾向にあります．併用療法では薬理学的に問題が起こることとして，相互作用があります．臨床的な有用性（臨床アウトカム）が不明瞭なまま多剤投与を受けた患者さんは，薬剤間による相互作用のリスクにも曝されることになるのです．

不適切な使用が多いと烙印を押されれば，科学的な検証が行われる前に使用が制限されます．2010年4月のわが国の診療報酬改定で「特定抗精神病薬管理加算」が新設され，非定型抗精神病薬を含む抗精神病薬の処方が2剤以下なら加算がとれるようになりました．処方剤数が2剤以下なら加算がとれるわけです．利益誘導で3剤以上の処方は減少すると思います．規制というルールで処方を誘導すれば，たしかにその効果は早く現れます．しかし内容を理解しないままでの処方行動の変更なので，箍が緩めばもとに戻る危険性があります．本当に抗精神病薬を正しく使用するには精神薬理学的に処方を考えることが一番大切です．

抗精神病薬は製薬業界では巨大な市場です．さまざまな情報が発信されています．それらの薬理学的根拠がどれくらい正しいのか，冷静に見分けることも必要です．市場を圧倒するような抗精神病薬の処方増加は，臨床にどのような問題を起こしているのか真剣に考えなければなりません．少なくとも

不適切な抗精神病薬の曝露で，どのような健康問題が起こっているのか，日々の臨床をもう一度振り返る必要があります．抗精神病薬を適切に使用する考え方のトレーニングが必要な理由です．

Let's Try

EXERCISE 1 抗精神病薬は処方薬のマーケティングで，どのくらいの大きさの市場と考えられるでしょうか？

EXERCISE 2 抗精神病薬の処方は増加しているといわれています．そのおもな理由はなんでしょうか？

EXERCISE 3 抗精神病薬の処方が増加することでのメリット，デメリットを考えてみてください．

文献

1. Kuehn BM: Questionable antipsychotic prescribing remains common, despite serious risks. JAMA 303：1582-1584, 2010
2. Leslie DL, et al.: Off-label use of antipsychotic medications in the department of Veterans Affairs health care system. Psychiatr Serv 60(9)：1175-1181, 2009
3. Chen Y, et al.: Unexplained variation across US nursing homes in antipsychotic prescribing rates. Arch Intern Med 170：89-95, 2010
4. Verdoux H, et al.: Antipsychotic prescribing Trends. Acta Psychiatr Scand 121：4-10, 2010
5. Mojtabai R, et al.: National trends in psychotropic medication polypharmacy in office-based psychiatry. Arch Gen Psychiatry 67：26-36, 2010

2 統合失調症の薬物療法の現況

わが国では長い間，抗精神病薬の多剤併用療法が行われてきました．抗精神病薬の単剤化が指摘されて久しいですが，現状ではどのような処方パターンが多いでしょうか．ここ十数年の調査結果をみてみましょう．2003年に発表されたBitterらによる世界の主要都市別の処方動向調査[1]によれば，処方剤数の少ないニューヨークの1.17剤に対して東京は2.03剤であり，クロルプロマジン換算量（CP換算量）は，少ない上海では356.54 mg/日に対して東京は1315.16 mg/日と，わが国の抗精神病薬の処方パターンは多剤大量投与の傾向がありました．東アジア諸国での単剤化率を調査したSimの報告では，香港の単剤化率が81.5%であったのに対して日本は20.3%と，やはりわが国では単剤化率は諸外国に比べて低かったです．さらに抗精神病薬を3剤以上処方するパターンは香港では認められないのに対して，日本では41.3%も認められていました[2]．

抗精神病薬は，ドパミンD2受容体を遮断することでその臨床効果を得ています．主作用はD2受容体遮断です．同じD2受容体遮断の薬を混ぜ合わせても，新たな薬理学的な優位性は考えられません．1つの薬の用量を増やしたことと同じであると想像されます．同一の作用機序での併用は，不合理な多剤併用であると指摘できます．

最近行われた処方動向調査をみてみましょう．臨床薬学研究会（PCP）の処方動向調査では，2008年度の単剤化率が33.1%で，平均投与量がCP換算量で840.7 mg/日でした[3]．2009年に行われた読売新聞の調査では，各病院の単剤化率が0～94%と病院間で大きく異なる反面，多くの病院で単剤化率は50%に満たない現状が報告されています[4]．抗精神病薬の処方動向は，精神薬理学の知識だけでは説明できない現象のようです．施設間で差がある現状もあり，抗精神病薬の処方には患者さんの脳の病態だけでなく施設での環境面や考え方が影響していると考えられます．

抗精神病薬の多剤併用だけでなく，最近では抗精神病薬に気分安定薬や抗うつ薬が併用されることが非常に多く，それらの効果や問題点も考えなけれ

ばなりません．諸外国の動向でも抗精神病薬に抗精神病薬以外の向精神薬を併用する処方パターンは増加傾向を示しているようです．しかし，たしかな薬理学的エビデンスがないままに臨床で試行錯誤しながら併用療法が行われている現状ですので，抗精神病薬と気分安定薬や抗うつ薬の併用がどのくらい効果があり，どのくらいの併用期間なら許容できるのか，検討しなければ再び多剤併用の時代に戻る危険性があると思います．

> **Let's Try**
>
> EXERCISE 4　抗精神病薬の併用は精神薬理学的に問題であると考えられます．どうしてですか？
>
> EXERCISE 5　抗精神病薬の多剤併用が行われる背景を類推してみてください．
>
> EXERCISE 6　抗精神病薬が抗うつ薬や気分安定薬と併用されることに関してどのように思いますか？

文献

1. Bitter I, et al.: Prescribing for inpatients with schizophrenia: an international multi-center comparative study. Pharmacopsychiatry 36：143-149, 2003
2. Sim K, et al.: High dose antipsychotic use in schizophrenia: findings of the REAP study. Pharmacopsychiatry 37：175-179, 2004
3. 吉尾　隆：アドヒアランス改善のための薬剤師の役割．臨床精神薬理 12：2295-2301, 2009
4. 病院の実力 79 回 精神科薬の使い方に施設差 諸外国に比べて低い単剤化率．読売新聞 2009 年 8 月 2 日

3 抗精神病薬のメタアナリシス

薬の選択に関しても，医師の経験や主観的な好みに基づくのではなく，科学的なエビデンスに基づく医療が提唱されています．EBM（evidence based medicine）です．エビデンスに基づく医療は，さまざまなデータを参考に臨床決断を行います．各種のデータを臨床に応用するとき，エビデンス・レベルとよばれる，そのデータのたしからしさに階級分けが存在します．それを示したのがエビデンスのピラミッドです（**図1**）．エビデンスのピラミッドでは無作為化臨床試験（randomized controlled trial：RCT）がエビデンスレベルの非常に高い位置に君臨します．そして別々のRCTやコホー

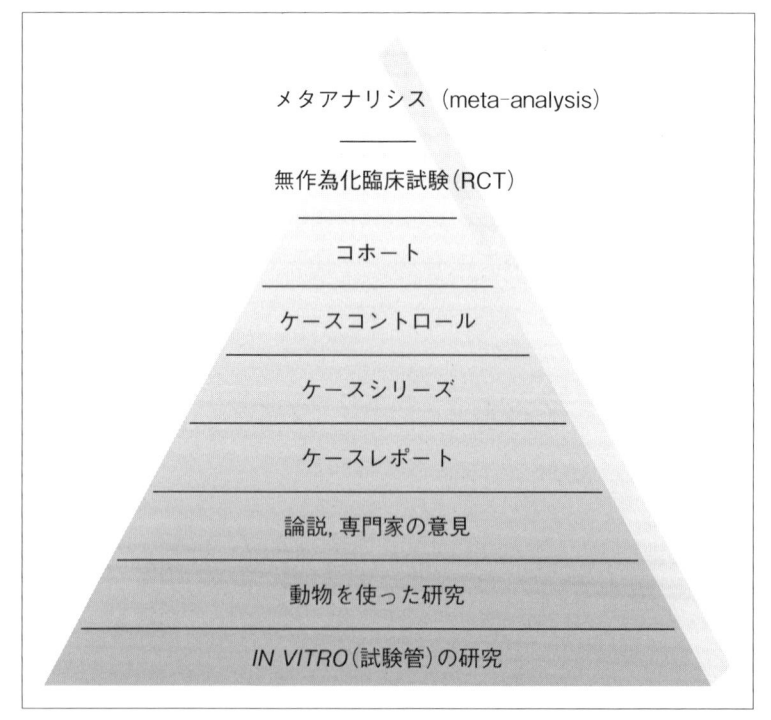

図1　エビデンスのピラミッド

ト研究を結合し，再解析したメタアナリシスがエビデンスの王様と言われています．

メタアナリシスの概念が普及したのは，1976年にGlassが"Primary, secondary, and meta-analysis of research"という論文を発表してからです．本来の目的でデータを分析することがプライマリーアナリシス（primary analysis）で，新たな疑問のためにデータを再分析することをセカンダリーアナリシス（secondary analysis）と言います．そして多くの研究結果から総括的な評価を得るために，それぞれの論文の結果を統計学的に合成し分析することをメタアナリシス（meta-analysis）と言います．メタアナリシスの考え方は，農学の分野では古くは1930年代から行われていました．1970年代になると教育学や心理学の分野で統計学的手法が発展し，メタアナリシスが1つの方法論として確立しました．そして1980年代中頃になり，ようやく医学もこれを利用するようになったのです．メタアナリシスには「リンゴとオレンジの問題」が常に指摘されます．リンゴとオレンジを一緒にして意味があるかということです．背景の異なるデータを統合することへの批判です．これに対しては，リンゴとオレンジを同じ果物として取り扱うなら，なんら不都合はないという反論もあります．メタアナリシスにはデータの統合に関する疑問以外にも根本的な問題として，出版バイアスや対象とする集団が日常臨床の集団と必ずしも一致しない非現実性が常につきまといます．しかし抗精神病薬の化学物質としての振る舞いを検討するにはもっともたしかなエビデンスをもったデータでもあります．

抗精神病薬をメタアナリシスした結果をみてみましょう．効果の大きさは効果量（effect size）で示されます．抗精神病薬でもっとも効果量が大きいのはクロザピンです．しかし抗精神病薬の間での効果に関する効果量の差はさほど大きくありません．ところが副作用のパターンは抗精神病薬の種類で明らかに異なります[1]（図2）．

非定型抗精神病薬を1対1（head to head）でメタアナリシスしたら，効果の差はあるにはありますが，さほど大きくありませんでした．しかし副作用のパターンは明確に異なり，非定型抗精神病薬を1つのクラスにまとめる

PART 1 抗精神病薬の社会学

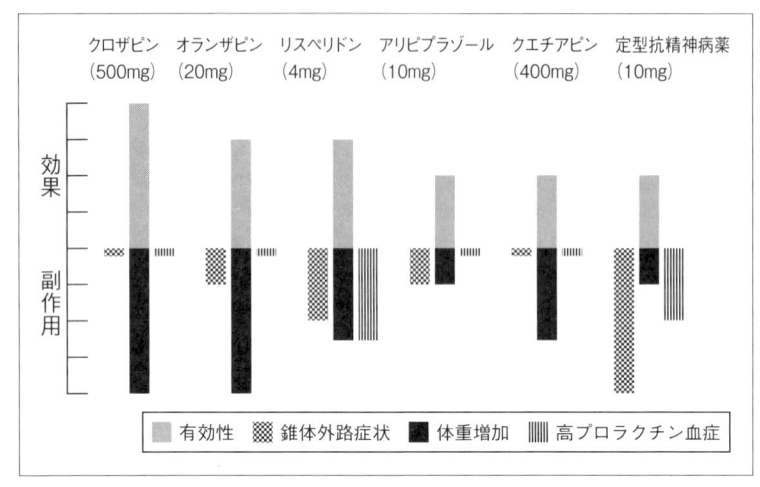

図2 メタアナリシスからみた抗精神病薬の効果と副作用

ことに疑問が投げかけられました[2]．非定型抗精神病薬は効果の面で定型抗精神病薬より優れていると考えられてきましたが，定型抗精神病薬と9剤の非定型抗精神病薬をメタアナリシスしたら，効果の面で定型抗精神病薬より優位性が示された非定型抗精神病薬はクロザピン，アミスルピリド，オランザピン，リスペリドンの4剤のみでした[3]．

抗精神病薬を疫学的手法で観察すると，それぞれの薬で効果の差より，副作用の種類が異なることが示されています．この結果は何も驚くべきことではありません．抗精神病薬の効果は，その薬理作用であるD2遮断という同じ機序で得られるからです．しかし副作用はそれぞれの抗精神病薬の臨床的な受容体プロフィールが異なるためにそのパターンが異なります．たとえばセロトニン5HT2C受容体やヒスタミンH1受容体に親和性が高いクロザピンやオランザピンは代謝のリスクが高い，などです．このように抗精神病薬をメタアナリシスした結果は，精神薬理学の理論と矛盾しません．もちろん個々の患者さんでの反応性の違いはメタアナリシスでは説明できません．臨床の難しさは，メタアナリシスのデータが万能ではないことです．しかしメ

タアナリシスの結果をまったく無視するのは科学的な処方とは言えません．臨床でもしメタアナリシスのデータと異なる使用方法が有効である場合は，なぜそうなのかを検討すべきです．何か新しいことがわかるかもしれません．漫然とデータに反する治療を行っていても，新たな発見はありません．

Let's Try

EXERCISE 7 EBMで言われるデータのエビデンス・レベルにはどのようなものがありますか．エビデンスとして信頼性がもっとも高いとされているものはなんでしょうか？

EXERCISE 8 抗精神病薬をメタアナリシスした結果は，効果に関してどのように結論されているでしょうか？

EXERCISE 9 抗精神病薬をメタアナリシスした結果は，副作用に関してどのように結論されているでしょうか．非定型抗精神病薬というクラスを想定したことと関連させて考えてください．

文献

1. Davis JM, et al.: A meta-analysis of the efficacy of second generation antipsychotics. Arch Gen Psychiatry 60：553-564, 2003
2. Leucht S, et al.: A meta-analysis of head to head comparisons of second-generation antipsychotics in the treatment of schizophrenia. Am J Psychiatry 166：152-163, 2009
3. Leucht S, et al.: Second-generation versus first-generation antipsychotic drugs for schizophrenia: a meta-analysis. Lancet 373：31-41, 2009

PART 2
抗精神病薬の薬理学(1) 副作用

1 抗精神病薬の効果的な使用方法

　抗精神病薬を適正に使用すれば，統合失調症の治療効果が上がります．臨床効果（clinical effectiveness）は3本の矢で表現されます．薬の効果（薬効：efficacy），忍容性（tolerability），服薬継続率（adherence）の3つの矢です．これらの3本の矢が揃うと鬼に金棒で，抗精神病薬の薬理学的作用が最大に発揮され，多くの統合失調症の患者さんが回復します．抗精神病薬は魔法の薬になります．

　その際大切なことは，抗精神病薬の薬効と同じ土俵に忍容性を登場させることです．そして臨床という土俵のなかに副作用を登場させ，副作用を回避するにはどうすればよいか考えましょう．

◆副作用は「質」が問題なのか，「量」が問題なのか

　抗精神病薬の副作用を考えるとき，それは抗精神病薬の「質」が問題なのか，あるいは「量」が問題なのかということを大雑把でいいから考えるとよいでしょう．なぜなら「質」が問題なら抗精神病薬の種類を変更すること，

つまりスイッチングを検討すべきです．また「量」が問題なら丁寧な減薬を考えるべきで，次にとるべきストラテジーが異なるからです．しかし「質」と「量」の問題は臨床の場では厳密にはわかりにくいです．たとえば多剤併用では，投与剤数が増えると CP 換算量も増えます．多剤併用下では，抗精神病薬の全体の「量」が問題なのか，組み合わせや抗精神病薬の「質」が問題なのか見分けが付きにくくなります．

　こういうときこそ精神薬理学の知識が役立ちます．抗精神病薬の薬理作用から「質」と「量」の問題は大まかに分類できます．抗精神病薬の主作用であるドパミン D2 遮断による副作用と D2 受容体以外の受容体遮断による副作用が，「量」と「質」の問題にほぼ相当します[1]．D2 遮断による副作用は，錐体外路症状，高プロラクチン血症，不整脈，悪性症候群，誤嚥性肺炎などで，主に抗精神病薬の「量」と関連します．D2 以外の受容体（5HT2C，H1，M1）による副作用は，代謝障害，高血圧，肺動脈血栓塞栓症などがあり，

Ⅰ．薬理作用によるもの

①主にドパミン D2 受容体遮断によるもの⇒量
・錐体外路症状　・悪性症候群　・高プロラクチン血症
・誤嚥性肺炎　・不整脈

②その他の受容体（5HT2C，H1，M1 など）遮断によるもの⇒質
・糖代謝異常　・脂質代謝異常　・高血圧　・イレウス
・肺動脈血栓塞栓症

Ⅱ．薬理作用では説明できないもの

①薬物代謝，アレルギー⇒質
・肝障害　・腎障害　・過敏性症候群（DIHS）

②薬全体（代謝産物や賦形剤を含む）の物理的作用⇒量
・尿の沈殿物形成（尿路結石）　・胆道系の結石

図3　抗精神病薬の副作用

（長嶺敬彦，他：統合失調症患者の塩類尿に影響を及ぼす因子の探索．日本医事新報 4445：60-64，2009 より一部改変）

抗精神病薬の「質」，すなわち薬剤特性が主に影響すると考えられるのです（図3)[1]．

> **Let's Try**
>
> EXERCISE 10　抗精神病薬が魔法の薬となるには，効果以外に何を考えなければなりませんか？　2つ挙げてください．
>
> EXERCISE 11　抗精神病薬の副作用分類を考えてみてください．

文献
1. 長嶺敬彦，他：統合失調症患者の塩類尿に影響を及ぼす因子の探索．日本医事新報 4445：60-64，2009

PART 2　抗精神病薬の薬理学（1）副作用

2　「質」に関する副作用は，受容体プロフィールが予測因子になる

　抗精神病薬の「質」による副作用は，抗精神病薬の臨床的な受容体プロフィールで予測できます．受容体の作用（機能）を図4に示しました[1]．D2から向かって右側の受容体が副作用と関連した受容体です．セロトニン2C受容体（5HT2C）は，食欲を増加させ，肥満と関連します．食欲が増えるだけでなく，5HT2Cが発現しない5HT2Cノックアウトマウスを使った実験では，同じカロリーの餌を与えても肥満になりやすいです．その隣に示したのがヒスタミンH1受容体です．抗ヒスタミン薬の中枢作用をイメージすると理解しやすいと思いますが，眠気などインペアード・パフォーマンスを含めて鎮静がかかります．さらに視床下部のAMPキナーゼ活性を介して食欲を増し，体重増加を起こします．その隣は，アセチルコリンのムスカリン受容体（M）です．アセチルコリンは全身でいろいろな神経伝達の役割をしているので，これをブロックするのは一番厄介です．末梢性では便秘や尿閉，口渇という問題が起こります．中枢性では認知機能が低下します．

　定型抗精神病薬のハロペリドールと現在わが国で使用できる非定型抗精神病薬7剤について，臨床用量でのそれぞれの受容体への親和性を図5に示

利点			欠点・副作用			
1A※	2A	D2	2C	H1	M	α1
抗不安作用 EPSの軽減	睡眠の質の改善 情動の安定 EPSの軽減	抗精神病作用 EPS 高プロラクチン血症	食欲増進 肥満	体重増加 過鎮静	便秘，口渇 認知障害	起立性低血圧 過鎮静

※アゴニスト作用の場合

図4　受容体の機能

（長嶺敬彦：予測して防ぐ抗精神病薬の身体副作用．医学書院，東京，2009）

2-2 「質」に関する副作用は，受容体プロフィールが予測因子になる

	1A	2A	D2	2C	H1	M	α1
HPD	−3	−3	0	−3	−3	−3	+1
CLO	+2	+3	0	+3	+3	+3	+3
RIS	−3	+3	0	0	−1	−3	+2
OLA	−3	+3	0	+3	+2	+3	+1
QTP	+1	+3	0	0	+3	+2	+3
PER	+2	+3	0	−1	−1	−3	+2
ARP	0	−2	0	−3	−3	−3	−2
BNS	−3	0	0	−3	−3	−3	−3

凡例： −3　−2　−1　0　+1　+2　+3

←―― 利点 ――→ 抗精神病作用 ←―― 欠点・副作用 ――→

HPD：ハロペリドール　　CLO：クロザピン　　RIS：リスペリドン
OLA：オランザピン　　　QTP：クエチアピン　PER：ペロスピロン
ARP：アリピプラゾール　BNS：ブロナンセリン

図5　臨床濃度から見た受容体プロフィール
（長嶺敬彦：予測して防ぐ抗精神病薬の身体副作用．医学書院，東京，2009）

しました[1]．代謝障害に関しては，5HT2C と H1 に親和性が高いクロザピン，オランザピンでリスクが高いことがわかると思います．非定型抗精神病薬の時代になり，代謝障害は大きな問題になりました．代謝障害は心筋梗塞，脳梗塞などの心血管イベントの重大なリスクファクターです．非定型抗精神病薬と代謝障害に関しては，最近のデータを次のPART 2「3 抗精神病薬の種類と代謝障害に関する最近の知見（p 20）」でみておきましょう．

　代謝障害は主に抗精神病薬の「質」によるものですが，「量」が増えることも危険です．代謝障害と多剤併用について少しだけ触れておきましょう．メタボリック・シンドロームの有病率は，アメリカのデータでは，単剤治療で約35％であるのに対して，2剤以上では約50％と多剤併用のほうが高いのです[2]．多剤併用では代謝障害の治療も複雑化することが推測されます．メタボリック・シンドロームの重症度は，抗精神病薬のCP換算量（全体の

PART 2 抗精神病薬の薬理学(1) 副作用

表1 離脱症候群～服薬中止による合併症～

受容体	リバウンド/離脱症状
5HT1A	錐体外路症状/アカシジア
5HT2A	錐体外路症状/アカシジア　精神症状（psychosis）
D2	精神症状　躁　興奮　錐体外路症状/アカシジア
5HT2C	食欲低下（？）
H1	興奮　不眠　不安・不穏　錐体外路症状
M1～4	錐体外路症状/アカシジア　興奮　昏迷　不安・不穏　不眠　精神症状　流涎　便秘・イレウス　嚥下障害
α1	頻脈　高血圧

量）には関連しませんが，抗精神病薬の剤数とは相関するというデータもあります[3]．抗精神病薬を混ぜ合わせることは，その機序は不明ですが，代謝に関してよい影響を与えないようです．

　副作用は薬が増えるときだけではありません．減薬時も問題が起こり，離脱・リバウンドとよばれます．受容体プロフィールは，減薬やスイッチング時の離脱を予測するときにも役立ちます．それぞれの受容体でのリバウンドでの症状を表1に示しました．このなかで5HT2C受容体のリバウンドは臨床的存在に疑問がありますが，それ以外は臨床で起こる可能性があります．頻度が高いのはムスカリン受容体（M），ヒスタミン受容体（H1）です．さまざまな受容体に作用する薬はMARTA（multi-active receptor targeted antipsychotic）とよばれます．オランザピンなどのMARTAを減量すると離脱が起こりやすいことが理解できると思います．

　意外かもしれませんが，薬理作用であるドパミン受容体（D2）でも離脱が起こります．抗精神病薬のスイッチング時に精神症状が揺らぐ時期がありますが，その一部はD2受容体の離脱であることがあります．D2受容体への親和性が高い抗精神病薬から結合が緩い抗精神病薬にスイッチングすると

きはD2受容体の離脱が起こることがあります．たとえばアリピプラゾールからクエチアピンへのスイッチングなどです．

受容体プロフィールという抗精神病薬の顔で，抗精神病薬の「質」と関連する副作用はある程度予測ができます．

> **Let's Try**
>
> EXERCISE 12　抗精神病薬の「質」による副作用をいくつか挙げてください．
>
> EXERCISE 13　受容体プロフィールからそれぞれの抗精神病薬で注意すべき副作用を推測してください．
>
> EXERCISE 14　受容体プロフィールから抗精神病薬のスイッチング時に注意すべき離脱症状を推測してください．

文献

1. 長嶺敬彦：予測して防ぐ抗精神病薬の「身体副作用」Beyond Dopamine Antagonism. 医学書院，東京，2009
2. Correll CU, et al.: Does antipsychotic polypharmacy increase the risk for metabolic syndrome?. Schizophr Res 89：91-100, 2007
3. 長嶺敬彦：有害事象からみた多剤併用療法の問題点．精神科治療学 20(3)：295-298, 2005

PART 2 抗精神病薬の薬理学(1) 副作用

3 抗精神病薬の種類と代謝障害に関する最近の知見

　非定型抗精神病薬の副作用で大きな問題は代謝障害のリスクが高いことです．非定型抗精神病薬による代謝障害は大きく分けて2つの経路があります．肥満を介する経路と肥満を介さず抗精神病薬自体が直接代謝障害を起こす経路です．肥満は代謝障害のリスクであることは十分理解されているので，肥満でなく抗精神病薬が直接代謝障害を起こすリスクが抗精神病薬の種類でどのように考えられているのか最近のデータをみてみましょう．

◆代謝のリスクが高いのはクロザピンとオランザピンである

　Kimらのオランザピン，リスペリドン，アリピプラゾールと抗精神病薬を服用していない対照群で，SSPG（steady-state plasma glucose）法を用いてインスリン抵抗性を検討しています．BMIの上昇（肥満）はインスリン抵抗性と関連しました．つまり肥満は代謝障害を起こします．しかし薬剤別では，オランザピンのみBMIの影響よりさらに強いインスリン抵抗性を示しました．これを"above and beyond obesity"とよび，オランザピンの直接作用による代謝障害と考えました[1]．

　Hendersonらは，非肥満，非糖尿病の統合失調症で，リスペリドン，オランザピン，クロザピンを服用中の患者で検討したところ，オランザピンとクロザピンではHOMA-IRの上昇を認め，肥満を介さないインスリン抵抗性を認めたと報告しています．さらに経静脈糖負荷試験を行いクロザピン，オランザピンでは糖の利用率が低下しており，クロザピン，オランザピンは糖代謝に対して直接的な影響があると推測しています[2]．非肥満，非糖尿病の統合失調症を対象とした筆者の研究でも，負荷食2時間後のデータで中性脂肪やレムナントがオランザピンで有意に高く，インスリンの作用不全を認め，オランザピンは肥満を介さず代謝に影響を与えると考えられました[3]．Smithらは治療薬をオランザピンとリスペリドンにランダムに振り分け，5ヵ月後に経口糖負荷試験を行ったところ，血糖やHbA1cは両群で差を認めませんでしたが，オランザピンはインスリン分泌という代償機構を働かせ血

糖やHbA1cをかろうじて維持していたと結論しています[4]．長期服用の患者を対象とした筆者の研究でも，オランザピンはレムナントが高く，それはHOMA-IRと相関せず，インスリン抵抗性を越えたレムナントの上昇が観察され，長期曝露でインスリン分泌障害が起こる可能性が示唆されています[5]．このように最近の知見でも，クロザピンとオランザピンは代謝に関してニュートラルではなく，肥満を介する作用と代謝系への直接作用が推測されています．

抗精神病薬の種類による代謝リスクの差は，臨床的には受容体プロフィールからある程度予測が可能です．抗精神病薬が脂肪組織，膵臓，肝臓，骨格筋組織におけるさまざまな受容体に作用し，糖代謝の変化を起こす可能性があるからです．たとえばムスカリン受容体（M3）に親和性が高いとインスリン分泌障害を起こしやすいと推測されています[6]．しかし抗精神病薬の代謝パスウエイでの障害部位はほとんど特定されていません．抗精神病薬と代謝障害に関して，基礎的な研究が望まれます．

◆代謝障害を避けようとすると，消極的な薬剤処方になる

非定型抗精神病薬による代謝のリスクが指摘され，その正確な機序が不明である現段階では，どのような対処をすればよいのでしょうか．代謝モニタリングを行うのが推奨されます．では定期的な採血はどのくらい実行されるのでしょうか．

わが国でのデータではないのですが，米国食品医薬品局（FDA）の警告および米国糖尿病学会／米国精神医学会（ADA/APA）の推奨が，非定型抗精神病薬の処方開始時の検査率および処方内容にどのような影響を与えたかという研究が最近発表されました[7]．この研究は，2002～2005年のメディケイド利用者から後方視的に選ばれたコホートで，非定型抗精神病薬（アリピプラゾール，オランザピン，オランザピン／フルオキセチン，クエチアピン，リスペリドン，ジプラシドン）を新たに処方された109,451人を対象とした研究です．結果は，FDAの警告前，警告期，警告後における血糖検査の実施率は，それぞれ26.9％，28.0％，29.5％で，脂質検査の実施率は，

10.0％，9.2％，11.4％でした．警告によって血糖と脂質検査の実施率の増加は認められませんでした．それに対して警告前，警告期，警告後それぞれの時期での非定型抗精神病薬の処方割合では，オランザピンの処方は，警告期に大きく落ち込みました（－19.9％/年）．一方でアリピプラゾールは，警告期に大きく増加したのです（12.1％/年）．その他の非定型抗精神病薬については，警告により有意な割合の変化は認めませんでした．

　血液検査をして代謝のリスクが高い抗精神病薬を使用するより，検査を行わずに代謝のリスクが低い抗精神病薬を選択するという処方行動が観察されました．効果が同等であれば，リスクの少ない抗精神病薬を使用するのは正しいですが，もし効果に差があるのならその薬を使用しないことでのデメリットも考えなければいけません．そのデメリットは，従来は精神症状についてだけ語られていたのですが，PART 3「2 非定型抗精神病薬は寿命を縮めるか（p 46）」で紹介するFIN 11研究によれば，精神症状を介在因子として寿命に関しても影響を与える可能性があるので注意が必要です．臨床での選択には，効果と副作用のバランスを常に考える柔軟な姿勢が求められます．

Let's Try

EXERCISE 15 代謝のリスクが高い抗精神病薬は何でしょうか？

EXERCISE 16 代謝のリスクが高い抗精神病薬を使用するときはどのような点に注意すべきでしょうか？

EXERCISE 17 代謝のリスクが高い抗精神病薬を使用しないことでのデメリットを考えてください．

文献
1. Kim SH, et al.: Relationship between body mass index and insulin resistance in patients treated with second generation antipsychotic agents. J Psychiatr

Res 44(8)：493-498, 2010
2. Henderson DC, et al.: Glucose metabolism in patients with schizophrenia treated with atypical antopsychotic agents. Arch Gen Psychiatry 62：19-28, 2005
3. Nagamine T: Direct metabolic effects of risperidone and olanzapine in Japanese schizophrenic patients. Neuropsychiatric Disease and Treatment 3(1)：177-179, 2007
4. Smith RC, et al.: Effects of olanzapine and risperidone on glucose metabolism and insulin sensitivity in chronic schizophrenic patients with long-term antipsychotic treatment: a randomized 5-month study. J Clin Psychiatry 70(11)：1501-1513, 2009
5. Nagamine T: Effects of risperidone and olanzapine on remnant-like lipoprotein particle cholesterol (RLP-C) in schizophrenic patients. Neuropsychiatric Disease and Treatment 4(2)：481-486, 2008
6. Starrengurg ECJ, et al.: How can antipsychotics cause diabetes mellitus? Insights based on receptor-binding profiles, humoral factors and transporter proteins. Eur Psychiatry 24：164-170, 2009
7. Morrato EH, et al.: Metabolic testing rates in 3 state Medicaid programs after FDA warnings and ADA/APA recommendations for second-generation antipsychotic drugs. Arch Gen Psychiatry 67：17-24, 2010

4 錐体外路症状と脳内 D2 受容体占拠率

　抗精神病薬の至適用量を超えた使用方法や多剤併用下では，抗精神病薬の「量」による副作用が問題になります．D2 受容体を必要以上に遮断することは，直接的あるいは間接的に副作用を惹起します．抗精神病薬の「量」が増えるときは，錐体外路症状，悪性症候群，過鎮静，心突然死（QT 延長），イレウス，誤嚥性肺炎，高プロラクチン血症などに注意しなければなりません．抗精神病薬の「量」による副作用を順次考えていきましょう．

　錐体外路系とは，大脳基底核（尾状核，被殻，淡蒼球）と黒質，赤核，視床下核を中心とした経路です．臨床的にはかなり広い範囲ですし，広い概念です．錐体外路という表現が示すとおり，錐体路系や小脳系以外で運動を制御する系を包括的に示しています．だから錐体外路症状も1つではありません．錐体外路症状（EPS）を挙げますと，不随意運動，筋緊張異常，随意運動発現障害（無動），姿勢異常があります．

　薬剤性の EPS はこれらの症状の組み合わせで，パーキンソニズム，アカシジア，ジストニア，ジスキネジアに分類されています．いずれも不快で，抗精神病薬の服薬を中止する原因になります．つまり EPS はアドヒアランスの低下そして断薬の原因になります．EPS の機序は錐体外路が広範ですので単一の神経回路の障害では説明が困難ですが，多くの EPS は黒質線条体での D2 受容体遮断と関連します．

　Kapur らは PET（positron emission tomography）を用いた脳内 D2 受容体占拠率に関する研究で，EPS の出現閾値を推測しています．黒質線条体での観察ですが，臨床効果（efficacy）は D2 受容体を 65% 以上遮断すると認められ，78% 以上遮断すると EPS が出現することを示しました[1]．このことは，「脳内の D2 遮断が約 65〜80% という間で，副作用を回避した治療が可能である」という治療窓が存在することを示しています．もちろん臨床ではこの理屈が常に成り立つわけではありませんが，効果や副作用の出現に脳内の D2 遮断による閾値が存在することを示した点は重要です．

　最近の PET 研究によれば，従来は至適用量であると考えられていた用量

2-4 錐体外路症状と脳内 D2 受容体占拠率

でも,すでに脳内の D2 受容体占拠率が副作用閾値を超えている場合があることが指摘されています.スルピリドとスルトプリドは,どちらも添付文書上は 1 日用量が 300〜600 mg となっています.スルピリドの D2 占拠率はおおむねこの範囲内で至適用量です.しかしスルトプリドはこの 50 分の 1 の量で,すでに D2 受容体を飽和しているのです[2]).

同様にハロペリドールは 2〜4 mg/日ですでに D2 受容体占拠率が治療域に到達してしまいます.従来の臨床試験はハロペリドールがこのような少量で計画されたものはほとんどありません.つまり従来の臨床試験ではハロペリドールの高用量と比較されていたので,副作用の面でハロペリドールに不利に働いた可能性が指摘されています[3]).最近の非定型抗精神病薬の開発には,PET による脳内 D2 受容体占拠率のデータも導入され,より客観的に脳内の D2 受容体占拠率をもとに臨床用量が決定されるようになりました.脳内占拠率からみた適正な量で臨床試験が行われるので副作用回避が期待されます.

ただしドパミン部分作動薬(パーシャル・アゴニスト:partial agonist)であるアリピプラゾールには,脳内の D2 受容体占拠率と EPS の出現に関して,この理屈はあてはまりません.アリピプラゾールは内因活性があるので D2 受容体をほぼ 100% 占拠しても,一部ドパミン伝達があるので EPS が出現しにくいのです[4]).アリピプラゾールの部分作動作用に関しては内因活性分の伝達をすると考えれば理解が簡単なように思われますが,実はこの考え方は神経伝達の機序を無視した概念で,現在臨床の場で広く誤解されている現象です.そこでアリピプラゾールと内因活性については,PART 3「7 パーシャル・アゴニストの誤解(p 61)」で EXERCISE しましょう.いずれにしても脳内の D2 受容体を遮断しすぎることは EPS の一番大きなリスクです.

PART 2　抗精神病薬の薬理学(1) 副作用

> Let's Try
>
> EXERCISE 18　D2 受容体遮断は副作用を起こすと考えられます．どのような副作用がありますか？
>
> EXERCISE 19　D2 受容体遮断をみる方法に PET があります．PET での治療窓という概念を説明してください．
>
> EXERCISE 20　D2 受容体遮断からみて，従来の考え方に誤りがあった現象を2つ挙げてください．

文献
1. Kapur S, et al.: Relationship between dopamine D (2) occupancy, clinical response, and side effects: a double-blind PET study of first-episode schizophrenia. Am J Psychiatry 157：514-520, 2000
2. Takano A, et al.: The antipsychotic sultopride is overdosed- a PET study of drug-induced receptor occupancy in comparison with sulpiride. Int J Neuropsychoparmacol 9：539-545, 2006
3. Hogenholtz GW, et al.: Haloperidol dose when used as active comparator in randomized controlled trialls with atypical antipsychoyics in schizophrenia: comparison with officially recommended doses. J Clin Psychiatry 67：897-903, 2006
4. Yokoi F, et al.: Dopamine D2 and D3 receptor occupancy in normal humans treated with the antipsychotic drug aripiprazole (OPC14597): a study using positron emission tomography and [11C] raclopride. Neuropsychoparmacology 27：248-259, 2002

5 悪性症候群

　抗精神病薬を服用している患者さんで，高熱，筋緊張亢進，発汗，高 CK 血症をみたら，悪性症候群を考えなければなりません．悪性症候群は，筋固縮などの錐体外路症状と，発熱，発汗などの自律神経症状が出現する症候群です．すべての悪性症候群ではありませんが，その何 % かは生命に影響を与えるほど重篤化するので注意が必要です．症候群ですから症状の組み合わせによる診断基準が作成されています．たとえば Caroff の診断基準や Pope の診断基準などです．しかし必ずしも診断基準に合致する症例ばかりではありません．そこでまず，「抗精神病薬を内服している患者さんには常に起こりうる症候群である」と認識しておくことが大切です．ではどういう症状で発症し，どういうときに起こりやすいかを整理しておきましょう．

　高体温，筋強直と振戦，高 CK 血症が 3 大症状です．それ以外に自律神経症状が高頻度にみられます．頻脈，頻呼吸，発汗，血圧異常などです．意識レベルの変化も起こりやすく，無動，昏迷，あるいはせん妄がみられます．検査では，CK，LDH，AST などの筋原性酵素の上昇や白血球増多が観察されます．

　抗精神病薬の投与との関係では，抗精神病薬の投与開始後数週間以内や急激に抗精神病薬を増量したとき，あるいは抗パーキンソン病薬を急に中止したときに起こりやすいです．低栄養や脱水など身体の予備能力が低下しているときに発生しやすいので，身体的な問題があるときに抗精神病薬を増量するのは注意しなければなりません．身体症状だけではなく，精神症状の悪化も危険因子です．不穏・興奮など精神症状の悪化を契機に発症することもあります．

　悪性症候群による致死率は，昔は非常に高く，恐れられていましたが，現在では全身管理技術の進歩により 10% 以下に低下しています．しかし逆の言い方をすれば，これだけ医学が発達した現代でも，悪性症候群を発症したら，いまだにその約 1 割近くが重篤で致死的な状態に陥る可能性がある恐ろしい副作用と言えます．

悪性症候群の原因は，いまだに完全には解明されていませんが，ドパミンの強固な遮断が原因とされる説が有力です．悪性症候群の「中枢性ドパミン受容体遮断説」です．その根拠としては，悪性症候群の原因薬である抗精神病薬はすべてドパミン遮断作用がある，パーキンソン病でレボドーパやアマンタジンなどのドパミン刺激薬を投与中にこれらの薬を急激に中止すると悪性症候群が発症する，ドパミン作動薬であるブロモクリプチンが悪性症候群の治療に有効なことがあるなど，ドパミンを低下させると発症しやすくなり，ドパミンを戻すと改善する現象があるからです．もちろん悪性症候群の原因として，ドパミン受容体遮断説以外にもセロトニン神経の不具合や骨格筋の異常など，いくつか説があります．しかし典型的な悪性症候群では，ドパミン受容体遮断によるドパミンが低下した状態（hypodopaminergic state）があります．

　実際の処方パターンではどのようなときに hypodopaminergic state になりやすく，悪性症候群を起こしやすいのでしょうか．単剤治療と多剤併用を考えれば，当然，多剤併用療法のほうが中枢のドパミンを強く遮断するのでリスクが高くなります．定型抗精神病薬と非定型抗精神病薬ではどうでしょうか．非定型抗精神病薬は，次に挙げる3つの薬理学的機序のいずれかで定型抗精神病薬よりドパミン遮断が強くないので，悪性症候群のリスクも定型抗精神病薬に比べれば少ないと考えられます．3つの薬理学的特徴は，SDA（セロトニン・ドパミン拮抗作用），緩い結合（loose binding），部分作動作用（partial agonist）です．もちろん非定型抗精神病薬なら悪性症候群を起こさないかと言えばそのようなことはありません．非定型抗精神病薬の単剤治療でも発症しますし，非定型抗精神病薬の代謝を阻害する併用薬があると血中濃度の上昇にともない脳内濃度が上昇し，悪性症候群を起こすこともあります．たとえばオランザピンとフルボキサミンを併用した場合などです．オランザピンはCYP1A2で代謝されます．フルボキサミンはCYP1A2を阻害します．そこで併用するとオランザピンの血中濃度が上昇しhypodopaminergic state になるリスクです[1]．大多数の抗精神病薬は肝臓でのチトクロームP450で代謝されるので，薬物相互作用にも注意が必要です．必要以上

2-5 悪性症候群

に D2 遮断を行わないこと，必要以上に抗精神病薬を併用しないことが，悪性症候群の予防につながります．

Let's Try

EXERCISE 21 悪性症候群を疑う症状を列挙してください．

EXERCISE 22 悪性症候群はどのようなときに起こりやすいか，考えてください．

EXERCISE 23 単剤治療と多剤併用療法，非定型抗精神病薬と定型抗精神病薬では，どちらが悪性症候群のリスクは高いと考えられますか？　その理由は何ですか？

文献
1. 長嶺敬彦：うつ病薬（SSRI）と抗精神病薬の併用で気をつけるべき「悪性症候群」．精神看護 12(1)：98-103，2009

6 過鎮静

　精神運動興奮にあるときは，たしかに速やかな鎮静が必要になります．しかし急性期を過ぎても過度な鎮静を続けると，患者さんの表情はなくなり，感情の平板化が起こります．過鎮静は重大な副作用の1つです．

　過鎮静には大きく分けて2つの病態（機序）があります．1つは，抗精神病薬の不適切な多剤併用もしくは大量投与によるD2受容体遮断による過鎮静です．もう1つは，D2受容体以外での過鎮静です．ヒスタミンH1受容体遮断が過鎮静を起こします．受容体プロフィール（p 17）をみると臨床用量でヒスタミンH1受容体遮断が強いのは，クロザピンやクエチアピンです．それ以外の抗精神病薬でもH1に親和性がある場合は，用量依存的に過鎮静が起こります．オランザピンなどです．リスペリドンやアリピプラゾールやブロナンセリンはH1親和性が低いので，この機序による過鎮静は起こりにくいです．α1受容体遮断作用も鎮静作用を有していますので注意が必要です．

　D2受容体遮断での過鎮静は，患者さんの活動性を奪い，QOLを低下させる原因になります．臨床用量でスルトプリドは鎮静が起こりやすいと言われていますが，錐体外路症状のところで述べたように，PETを用いた研究でスルトプリドは添付文書上の臨床用量を投与すればすでにD2受容体占拠率が飽和状態に近いので，過鎮静が起こるだけです．特別な機序があるわけではありません．スルトプリドの臨床用量での過鎮静は，単に至適用量を超えているための過鎮静で，over doseによるものです．脳内のD2受容体占拠率が治療域を超えると，過鎮静が起こります．D2受容体遮断が高度になると，飲み心地を悪化させ（dysphoria），well-beingの指標が低下し，主観的な不快感が増すことがPETを用いて証明されています[1]．

2-6 過鎮静

> **Let's Try**
>
> EXERCISE 24　過鎮静の機序を薬理学的に2つ以上挙げてください.
>
> EXERCISE 25　スルトプリドがどうして過鎮静を起こしやすいか，説明してください.

文献
1. Mizrahi R, et al.: Adverse subjective experience with antipsychotics and its relationship to striatal and extrastriatal D2 receptors: a PET study in schizophrenia. Am J Psychiatry 164 : 630-637, 2007

PART 2 抗精神病薬の薬理学(1) 副作用

7 心突然死（QT 延長）

　突然死の原因となる QT 延長も抗精神病薬の量と関連します．QT 延長と心突然死の関係を簡単に復習しておきましょう．QT 延長とは脈拍で補正した QTc 間隔が 0.44 秒以上に延長したときと定義されます．QT 間隔が延長し，なおかつ徐脈傾向であると，TdP（torsades de pointes）という不整脈が出現することがあります．TdP はフランス語で軸が捻じれたという意味です．心電図の QRS が捻じれたような不整脈です．TdP はすぐに心室細動へ移行します．心室細動では心臓は電気的に動いていますが，有効な心筋収縮は得られません．心拍出量がゼロになるので，患者さんの脳には血液が行かなくなり，意識消失発作を起こします．心室細動はすぐさま除細動をしなければ心停止になります．TdP から心停止まではすぐに起こるのでとても危険です．だから QT 延長の段階で，心停止を予防するために抗精神病薬の減量を考える必要があります．

　QT 延長に関しては，Reilly らは CP 換算量で 1,001～2,000 mg/日の高用量で QT 延長のオッズ比が 5.3，2,001 mg/日以上の超高用量で 8.2 と，用量依存的に QT 延長が起こりやすくなると報告しています[1]．最近の研究によれば，定型抗精神病薬であろうが非定型抗精神病薬であろうが，抗精神病薬を内服することで心突然死のリスクは約 2 倍上昇し，それは用量依存的であったと報告されています[1]．

　抗精神病薬の種類で QT 延長を起こしやすい薬は，すでにわが国では販売が中止されたチオリダジン，非定型抗精神病薬ではまだわが国に導入されていないジプラシドンが有名ですが，抗精神病薬の種類にかかわらずすべての抗精神病薬が臨床使用量の範囲内で，用量依存的に QT 延長ならびに心突然死のリスクがあるのです．ですから心突然死に関しては，イオンチャネルなどを介する不整脈の薬理学的な機序より，抗精神病薬の全体の量が危険因子であると考えられます．臨床用量でもリスクがあるので，抗精神病薬の量は必要最小限が望ましいと言えるのです．

　心突然死は抗精神病薬の「量」が問題であるということは，薬物相互作用

2-7 心突然死（QT延長）

で抗精神病薬の代謝が阻害されるとさらに危険性が増すと言えます．抗精神病薬に抗うつ薬，マクロライド系抗菌薬，抗ヒスタミン薬，抗真菌薬が併用されたときは，抗精神病薬の代謝酵素であるチトクロームP450（CYP）の競合的阻害によりQT延長のリスクはさらに増加します．

　心突然死は結果が重大なので注意が必要です．しかし臨床の現場では心突然死に遭遇する機会が少ないと感じます．臨床で心突然死が少ないと感じる原因の1つは，心突然死は死後にそれを証明することが困難だからです．突然死を起こした時点で心電図をとってもTdPは証明できません．最近はAi（オートプシー・イメージング：autopsy imaging）が一部の施設で可能になりました．死後にCTやMRIなどの画像診断を行うことです．Aiでは脳出血などはわかりますが，心突然死を直接証明することができません．死因がわからないので最終的に解剖を行うことになります．しかし心突然死では病理学的所見もないことが多いのです．結局死因がわからないので，心突然死は可能性（推測）で終わり，その頻度が過小評価されることになります．

Let's Try

EXERCISE 26　心突然死と抗精神病薬の関係を説明してください．

EXERCISE 27　心突然死を予防するにはどうすればよいですか？

EXERCISE 28　心突然死が過小評価される理由を考えてください．

文献

1. Reilly JG, et al.: QTc-interval abnormalities and psychotropic drug therapy in psychiatric patients. Lancet 355：1048-1052, 2000
2. Ray WA, et al.: Atypical Antipsychotic Drugs and the Risk of Sudden Cardiac Death. N Engl J Med 360：225-235, 2009

8 便秘とイレウス

　精神科薬物療法で不快に思うことを調査すれば,「便がでにくい」という答えが必ず上位にランクされ,薬物療法を受けている統合失調症の患者さんは慢性の便秘に悩んでいることが多いようです.便秘は患者さんのQOLを低下させる要因だけでなく,イレウスや感染症である bacterial translocation の原因にもなります.

　抗精神病薬の大量投与あるいは副作用止めの抗パーキンソン病薬を長期にわたり併用すると,便秘から巨大結腸症になります.抗コリン作用により腸管の運動機能が低下し,糞塊が腸管内に停滞するからです.糞塊により腸管壁が物理的に伸展されつづけ,腸管平滑筋の断裂が起こり筋層が薄くなります.筋層内には腸管の運動を司る Auerbach 神経叢があり,その変性が起こるためますます腸管の蠕動が低下する悪循環が起こるのです.

　巨大結腸症とは,結腸の内径が6 cm 以上で,ハウストラ（haustra）が消失した状態です.巨大結腸症を予防するには次の6項目が重要です.①抗コリン作用の強い抗精神病薬を複数併用しない,②抗パーキンソン病薬を長期にわたり併用しない,③排便習慣をつける,④適度な運動をする,⑤食事を規則正しく摂り食物繊維をバランスよく摂取する,⑥腸内環境を整える,です[1]).

　便秘からイレウスになるときは,抗精神病薬が単剤で処方されているときは少なく,多剤併用や抗パーキンソン病薬が併用になっているときです.CP換算量が1,500 mgを越えるとイレウスを起こしやすくなります.スイッチングのため複数の抗精神病薬が重なって使用される場合,たとえば抗コリン作用が強い非定型抗精神病薬が上乗せされると一時的に抗コリン作用が増強されイレウスを起こしやすくなります.

　慢性の便秘はイレウスだけでなく,感染症の原因にもなります.bacterial translocation です.bacterial translocation とは,本来腸管に存在する細菌が何らかの原因で腸管壁を通って腸管以外の臓器,組織（腸間膜リンパ節,肝臓,腎臓,脾臓,腹腔,血液など）に移行する現象を言います.腸管粘膜

のバリア機能が破綻し，腸管内の細菌やエンドトキシンが腸管上皮や固有筋層を通過し腸管外に侵入する現象です．臨床的には多発外傷，熱傷，急性膵炎などの加療中に認められます．しかし精神科臨床では，便秘から bacterial translocation を発症した症例をまれですが経験します．

　腸管のなかを考えてみましょう．腸のなかには腸内細菌が生息しています．その数は成人でおよそ500種類とも言われており，重量では約1.5 kg にもなります．およそという表現なのは，腸内細菌の全貌はすべて把握できないからです．糞便培養で同定できる腸内細菌はせいぜい20〜30% であり，多くの腸内細菌は培養できないので正確にはわからないのです．腸管は細菌だけではなく多数のリンパ装置がある免疫臓器でもあります．腸管は免疫臓器として各種の生理活性物質（サイトカイン）が分泌される場であり，その多くは脳へも情報を伝えています．脳から消化管への信号，たとえばセリエのストレス学説などもそうですが，これを古典的脳腸軸と言います．それに対して消化管から脳への信号も含めた脳と消化管の双方向性の情報伝達を新たな脳腸軸（brain-gut axis）と言います．お腹の調子が脳機能や気分と関連する可能性があります．消化管が第二の脳（second brain）と言われる所以です．

　腸内環境に影響する便秘は免疫機能にも影響を与えているので，便秘で増加する悪玉の腸内細菌を減少させれば問題は解決するのでしょうか．腸内細菌は身体に対して何らかの作用をしています．だから抗生物質などで腸内細菌を予防的に減少させることはあまり意味がありません．むしろ腸内細菌のパターンが問題でしょう．パターンに関してはプロバイオティクスが有効であることがあります．プロバイオティクスとは，「腸内に働きかけ，宿主に有益な作用をもたらす生きた微生物」と定義されています．乳酸菌などもその1つです．巨大結腸症の予防で述べたように，腸内環境を整えるという視点が大切です．

　腸内細菌のパターンは人により異なります．すべての腸内細菌を培養することはできないので，菌のパターンを腸内細菌の遺伝子でみる T-RFLP（terminal restriction fragment length polymorphism）法が開発されていま

すが,まだ研究レベルです.T-RFLP 法で bacterial translocation の既往がある統合失調症患者さんの腸内細菌を調べたら *Clostrium* 属,*Bacteroides* 属,*Ruminococcus* 属,*Enterococcus* 属が優勢で,乳酸菌などの *Bifidobacterium* 属が少ないという結果でした.プロバイオティクスを投与せず3ヵ月間経過を追うと,腸内細菌叢のパターンは変化しませんでした.それに対してプロバイオティクスを投与した患者さんでは菌量の低下と *Bifidobacterium* 属の割合の増加というパターンの変化を認めました[2].プロバイオティクスにも2つ問題があります.1つはどのような菌種が合うかは人により異なること.もう1つは,投与を止めると元の腸内細菌のパターンに戻りやすいことです.

便秘は巨大結腸症やイレウスを起こすだけでなく,放置するとしらないうちに免疫機能など身体に影響を与えます.大量の抗精神病薬や抗コリン作用が強い抗精神病薬や副作用止めの抗パーキンソン病薬の使用時には注意しなければなりません.

Let's Try

EXERCISE 29 便秘で問題となることをいくつか挙げてください.

EXERCISE 30 どのような処方で便秘やイレウスが起こりやすくなりますか? そしてその主な機序は何でしょうか?

EXERCISE 31 消化管が第二の脳と言われる理由を考えてください.

文献
1. 長嶺敬彦:はじめての抗精神病薬「副作用」マニュアル(1);「うさぎ」の治療から「かめ」の治療へ;消化器系;呼吸器系;循環器系.精神看護8(4):19-42, 2005
2. 長嶺敬彦:統合失調症患者の bacterial translocation に対するプロバイオティクスの効果―T-RFLP 法による糞便細菌叢の解析からの考察―.日本未病システム学会雑誌10(2):237-244, 2004

9 誤嚥性肺炎

　精神科薬物療法では誤嚥性肺炎に注意しなければなりません．精神科薬物療法と関連した誤嚥性肺炎は，3つの機序が考えられます．1つはドパミン遮断による錐体外路症状による「むせ」です．嚥下は嚥下運動と言われるように運動です．運動障害は誤嚥を起こしやすくなります．錐体外路症状のために，上手く嚥下運動ができないと，むせこみが起こり，誤嚥性肺炎を起こしやすくなります．これはD2受容体遮断によるもので，抗精神病薬の投薬が多いとなりやすいと言えます．

　しかし，むせなくても誤嚥性肺炎を繰り返す症例があります．むせずに誤嚥性肺炎を起こす症例は，嚥下反射が低下し，不顕性誤嚥を起こしているのです．見た目の運動障害（錐体外路症状）はなくても不顕性誤嚥を起こします．嚥下は一連の運動です．嚥下第Ⅱ期は反射で，嚥下反射と言われます．その嚥下反射を司っている物質は，サブスタンスPであり，サブスタンスPを制御しているのは，中枢のドパミンです．たとえば脳梗塞で基底核の血流が低下し，神経伝達物質であるドパミンが低下すると，サブスタンスPが低下するため嚥下反射が低下し，結果として誤嚥性肺炎を起こしやすくなります．抗精神病薬はドパミンを遮断する薬です．必要以上に抗精神病薬で中枢のドパミンを遮断するとサブスタンスPが低下する可能性があります．サブスタンスPが低下すれば嚥下反射が低下し，不顕性誤嚥が起こりやすくなります．錐体外路症状がほとんどないにもかかわらず，不顕性誤嚥により誤嚥性肺炎を繰り返す症例での血中サブスタンスP濃度は，健常人より約10 pg/ml 低いというデータもあります[1]．

　また同じCP換算量なら，ドパミンの遮断様式でサブスタンスP濃度に差があります．黒質線条体でのドパミン遮断をハロペリドールとリスペリドンで比べれば，ハロペリドールのほうが強固です．リスペリドンはセロトニン遮断によりドパミンの遊離が促進されるからです．同じ力価のハロペリドールとリスペリドンで血中サブスタンスP濃度を比べると，ハロペリドールのほうが有意に低下していました．この場合のリスペリドンの薬理学的な利

点は，繰り返しますが，黒質線条体でのセロトニン遮断により同部位でのドパミン遮断が回避され，サブスタンスPの低下を防いだためと推測されます[2]．つまりセロトニン・ドパミン拮抗薬（SDA）の利点です．ドパミンを必要以上に遮断することが不顕性誤嚥のリスクです．一過性でも脳内のD2受容体占拠率が上昇すると誤嚥性肺炎のリスクが出現すると考えられます．

3つ目の誤嚥性肺炎の機序は，抗コリン作用です．抗コリン作用で長年消化管の運動が低下していると食道が拡張してきます．食道は普段は閉じていて，食塊が入ってきたときだけ拡張して，その食塊を胃に送る役割があります．しかし食道が常時拡張していると，食塊が食道内に貯まりやすくなり，臥床すると食塊が逆流して誤嚥を起こすことになります．食道拡張による誤嚥性肺炎です[3]．

Let's Try

EXERCISE 32　誤嚥性肺炎の機序を3つ挙げてください．

EXERCISE 33　定型抗精神病薬とSDA（セロトニン・ドパミン拮抗薬）で不顕性誤嚥のリスクが異なると推測されます．どちらがどうしてリスクが少ないのでしょうか？

文献
1. Nagamine T, et al.: Serum Substance P Concentration in Pneumonia Patients with Chronic Schizophrenia. International Medical Journal 16：181-182, 2009
2. Nagamine T: Serum substance P levels in patients with chronic schizophrenia treated with typical or atypical antipsychotics. Neuropsychiatric Disease and Treatment 4(1)：289-294, 2008
3. 長嶺敬彦：食道拡張症と誤嚥性肺炎. Modern Physician 27(10)：1418-1419, 2007

10 高プロラクチン血症

　プロラクチンは，脳下垂体前葉のプロラクチン分泌細胞から間歇的に分泌されています．プロラクチン濃度を決定しているのは，抑制系の因子であるプロラクチン分泌抑制因子です．ドパミンはプロラクチン分泌細胞膜上のD2受容体に作用し，プロラクチンの産生・分泌を抑制するプロラクチン分泌抑制因子です．抗精神病薬はドパミンを遮断することで，プロラクチン分泌抑制を解除し，高プロラクチン血症を起こすのです．高プロラクチン血症は，乳腺の肥大や乳汁分泌を起こすだけでなく，視床下部から放出されるゴナドトロピン放出ホルモン分泌を阻害し，続発性にエストロゲンやテストステロンの低下を招き，無月経などの性機能障害を誘発します．

　抗精神病薬とプロラクチンについて考えてみましょう．D2受容体遮断が強ければプロラクチンを上昇させやすいことは上記のプロラクチン分泌制御の話で理解できると思います．D2受容体への結合が緩いクエチアピンはプロラクチン値の上昇が少ないです．D2受容体への親和性が高い定型抗精神病薬であるリスペリドンはプロラクチン値を上昇させやすいのです．結合力だけでなく，結合時間はプロラクチン値の変動に影響します．クエチアピンも脳内濃度がピークのときにプロラクチン値は上昇しますが，D2受容体からの乖離が早いためにすぐに下降します．ペロスピロンもD2親和性が高いのでプロラクチン値をかなり上昇させますが，半減期が短いので，D2受容体から乖離すればプロラクチン値の上昇は戻ります[1]．

　プロラクチンの上昇は脳下垂体での抗精神病薬の存在，すなわち血中濃度と関連します．脳下垂体は血液脳関門外であるので，脳内のD2受容体遮断の程度とプロラクチン値は直接的には相関しない点は注意が必要です．たとえばブロナンセリンはD2への親和性が非常に高いにもかかわらず，プロラクチン値が上昇しにくいと言われていますが，それは脂溶性が高いため脳内のD2受容体遮断のほうが血液脳関門外の下垂体でのD2受容体遮断より強いためと推測されています．プロラクチン値は脳内のD2占拠率より，抗精神病薬の血中濃度（血中半減期）で値が変動するのです．抗精神病薬の血中

濃度が上昇すれば，プロラクチン値は上昇します．
　性機能障害はプロラクチン値だけで説明できる現象ではありません．複雑な要素があり，1対1の因果関係を証明しにくいものです．軽度のプロラクチン上昇が性機能にどのくらい影響しているかは不明です．また性機能障害はなかなか表面に出てきません．性機能障害の問題をプロラクチンにすべて押し付けるのも問題ですし，高プロラクチン血症を放置するのも問題です．中等度以上にプロラクチン値が上昇している場合は，性機能障害のあるなしにかかわらず抗精神病薬の血中濃度が上昇している可能性が高いので，投与量を考えることが必要です．高プロラクチン血症は性機能障害以外に，骨粗鬆症，心血管イベント，乳癌，下垂体腺腫などとの関連が疑われていますので放置するのはよくないと言えます[2]．
　すべての抗精神病薬は D2 受容体を遮断するので，高プロラクチン血症のリスクがあります．ただし部分作動薬であるアリピプラゾールだけはプロラクチン値に関して異なる働きをする可能性があります．アリピプラゾールは通常は D2 受容体を遮断するので抗精神病薬として機能します．しかしその薬理作用は D2 受容体部分作動薬です．D2 受容体が作動する条件が整うと遮断ではなく刺激を伝えます．下垂体は最大反応を示す受容体の数以上に多くの D2 受容体が存在します．これを余剰受容体と言います．余剰受容体が多いと部分作動薬が作動薬となる可能性があります．もちろんこの場合，受容体の数だけでなく，刺激を伝える閾値の問題もあるので単純にはいきません．中脳辺縁系の D2 受容体密度より下垂体での D2 受容体がはるかに多いことはアリピプラゾールが作用薬として作用する条件を少なくとも1つクリアしていることになります．D2 親和性が高いアリピプラゾールが受容体をすべて占拠すれば，シグナルを伝えることで，プロラクチン分泌抑制に作用する可能性です．つまりアリピプラゾールは用量依存的にプロラクチン値を低下させる可能性があります．プロラクチン値が低下することでの副作用は今のところ不明ですが，活動性の異常亢進，性的逸脱などとの関連を今後検討しなければいけません．

2-10 高プロラクチン血症

Let's Try

EXERCISE 34 抗精神病薬はどうしてプロラクチン値を上昇させるのでしょうか？

EXERCISE 35 抗精神病薬でもプロラクチン値の上昇の仕方が異なります．それをD2受容体への親和性とD2受容体からの乖離という2つの観点から考えてください．

EXERCISE 36 性機能障害をどのようにみつけ，どのように対処すればよいか，難しい問題ですが考えてみてください．

文献
1. 長嶺敬彦：抗精神病薬による高プロラクチン血症－ドーパミン遮断特性からの考察－．臨床精神薬理 8(4)：615-619，2005
2. 長嶺敬彦：抗精神病薬と高プロラクチン血症～高プロラクチン血症と性機能障害～．精神科 10(1)：51-56，2007

PART 3

抗精神病薬の薬理学(2)
使いこなすための最新の知識

1 多剤併用と薬物動態

　多剤併用の問題点の1つは,必要以上にD2受容体を遮断してしまうことです.2つ目の問題点は,薬と薬の相互作用です.薬の代謝での相互作用です[1].そしてこの2つは関連します.薬物相互作用で薬の代謝が遅くなれば血中濃度が上昇し,D2受容体遮断が強固になるからです.D2受容体遮断が至適用量を超える場合は,少なくとも次のような3つの機序が想定されます.①急峻な血中濃度の上昇によりD2受容体遮断が副作用閾値を超える,②併用薬により薬物相互作用で血中濃度が上昇しD2受容体遮断が高まる,③P糖蛋白阻害で抗精神病薬の脳内からの排泄が遅延しD2受容体遮断が高いレベルで維持される,です.ここではこれらの薬物動態のうち,薬物相互作用について考えてみましょう.

　薬物相互作用とは,2種類以上の薬物を同時にあるいは短い間隔で併用投与した場合,単剤投与とは異なる臨床効果の増強や減弱が認められたり,副作用が発現することです.薬物相互作用には,それぞれ作用機序が異なる薬物を併用した場合に,相加的,相乗的に薬理作用が増強あるいは減弱する

「薬力学的相互作用」と，作用する場所での薬物の濃度の変化で作用が変わる「薬物動態学的相互作用」があります．ここでは血中濃度，脳内濃度を問題としますので，「薬物動態学的相互作用」について考えてみましょう．

大多数の抗精神病薬は肝臓のチトクロームP450（CYP）で代謝されます．抗精神病薬の代謝に関しては，P450のなかのCYP2D6，CYP3A4，CYP1A2が特に重要です．これらの酵素で代謝される薬を併用すると競合的阻害により血中濃度が上昇します．またCYPを阻害する作用がある薬が併用されると，薬が代謝されずに血中濃度が上昇してしまいます．逆に併用薬がこれらの酵素を誘導すると，抗精神病薬の代謝がすみやかに行われ，血中濃度が低下し臨床効果が減弱してしまいます．薬物相互作用が個体で異なるのは，年齢や遺伝子多型によりCYPの発現量が異なるからです[2]．

抗精神病薬の多剤併用は，CYPでの競合的阻害を起こす危険性があります．さらに心突然死（QT延長）の項で述べたように，抗精神病薬以外でも，抗うつ薬，マクロライド系抗生物質，抗ヒスタミン薬，抗真菌薬はCYPで代謝されたり，CYPを阻害するので抗精神病薬の血中濃度が上昇する危険性があります．リスペリドンとパロキセチンの併用では，どちらもCYP2D6で代謝され競合的阻害を起こすだけでなく，パロキセチンはCYP2D6の阻害作用があるのでリスペリドンの血中濃度が上昇しやすいです．逆にCYP3A4を誘導するカルバマゼピンは，CYP3A4で代謝されるさまざまな抗精神病薬の血中濃度を低下させ，臨床効果の減弱をもたらす可能性があります．

薬の飲み合わせは注意しなければいけません．副作用回避から抗精神病薬の単剤使用が推奨される理由の1つは，多剤併用療法では薬物動態への影響の問題があるからです．薬物動態は理論通りにいかないことが多いです．また肝臓は症状がおもてだってでにくいサイレントな臓器です．肝機能が低下していると薬物動態も変化している可能性があります[3]．相互作用でリスクが高い向精神薬を常にチェックしておく必要があります．

3-1 多剤併用と薬物動態

Let's Try

EXERCISE 37 D2受容体遮断が至適用量を超えるのはどのような機序が考えられますか？ 3つ挙げてください.

EXERCISE 38 薬物動態に影響する因子を挙げてください.

EXERCISE 39 抗精神病薬の代謝で重要な酵素を挙げてください.

文献

1. 長嶺敬彦：薬がもたらす影響を考える. おはよう 21(3)：18-22, 2008
2. 長嶺敬彦：抗精神病薬を安全に使用するために－身体副作用からみた至適治療. 精神科 16(3)：289-294, 2010
3. 長嶺敬彦：臓器別副作用. 肝障害. 臨床精神医学 36 増刊号：195-198, 2007

2 非定型抗精神病薬は寿命を縮めるか

　非定型抗精神病薬の時代になり一番問題となっている副作用は代謝障害です．肥満，脂質異常症，糖尿病です．糖代謝障害や脂質代謝障害はそれぞれの障害が軽くても複数のリスクファクターが重なることで代謝障害が進行していきます．ドミノ倒しのように代謝障害が進行すれば，心筋梗塞や脳梗塞などの重大な疾患を発症します．メタボリック・ドミノです．代謝障害は心血管合併症という命にかかわる病態を起こす危険性があります．ということは非定型抗精神病薬が統合失調症患者さんの寿命を縮める可能性があるということでしょうか．これは"Yes"でもあり，"No"でもあります．

　"Yes"のほうは肥満，糖尿病，脂質異常症は，重大な心血管イベントのリスクファクターであることから明らかです．"No"のほうはなぜでしょうか．FIN 11 Studyの結果をみてみましょう[1]．最近発表されたフィンランドの11年間のコホート研究で，20歳の時点での平均余命を検討した研究です．この間に非定型抗精神病薬は12.8%から64%に使用割合が増え，20歳での平均余命はフィンランド全体では2.4年延長しているのですが，統合失調症患者さんではその約2倍の4.9年も延長していました．抗精神病薬を服用している統合失調症患者さんのほうが服用していない患者に比べると，ハザード比0.68で死亡率は低かったのです．死亡率低下に一番寄与したのは，代謝のリスクがもっとも高いクロザピンでした．

　非定型抗精神病薬の使用割合が増えると平均余命が延長し，抗精神病薬の内服は統合失調症患者さんの死亡率低下に寄与していたという結果です．精神症状のコントロールは生活習慣の改善にもつながり，死亡率低下に寄与したのだろうと考えられます．これは別に不思議なことではありません．なぜなら疾患をコントロールした結果，寿命が延びたということで，当たり前のことだからです．

　ただしこの結果から，クロザピンには代謝のリスクがない，あるいは心血管イベントを抑制すると勘違いしてはいけません．フィンランド全体での20歳の平均余命は59.9歳ですが，統合失調症患者さんでは37.4歳と20年

以上も短いのです．クロザピンは代謝のリスクが非常に高いことに変わりはありません．

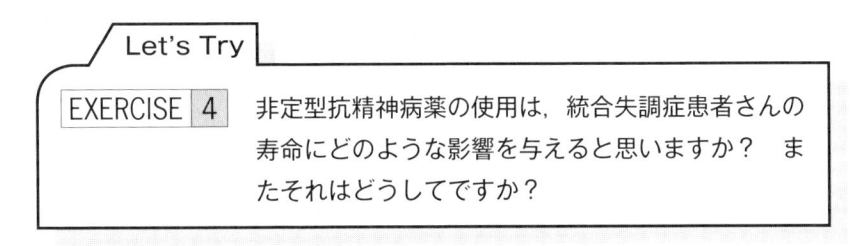

> **Let's Try**
>
> EXERCISE 4 　非定型抗精神病薬の使用は，統合失調症患者さんの寿命にどのような影響を与えると思いますか？　またそれはどうしてですか？

文献
1. Tiihonen J, et al.: 11-year follow up of mortality in patients with schizophrenia: a population-based cohort study（FIN 11 study）. Lancet 374：620-627, 2009

3 至適最小用量での治療

　抗精神病薬の効果と副作用は同じ土俵で考える必要があると述べましたが，効果や副作用は抗精神病薬の用量とどのような関係にあるのでしょうか．抗精神病薬の効果が最大になるのはどのくらいの量でしょうか．考えてみましょう．

◆効果は一定の至適用量が存在する

　抗精神病薬で適切に症状をコントロールすることは，FIN 11 studyから統合失調症患者さんの寿命を延長させると考えられました．では，抗精神病薬は量を増やせば増やすほど効果が上がるのでしょうか．

　抗精神病薬の話ではありませんが，トレーニングの負荷には至適である量が存在します[1]．頑張りすぎるとオーバートレーニングになり，故障を起こし，パフォーマンスが低下します．オーバートレーニングは身体面だけでなく抑うつなどの精神症状も出現し，トレーニングができなくなることもあります．抗精神病薬もトレーニングと同じで，適切な量があるのではないでしょうか．

　KapurらはPETを用いて，抗精神病薬によりD2受容体が65〜80%遮断されると臨床効果が得られるという治療窓を提唱しているのでしたね[2]．最近の用量反応関係の論文をみるとオランザピンの用量固定試験では，10 mg，20 mg，40 mgで，効果に差がありませんでした[3]．アリピプラゾールの用量に関するメタアナリシスでは，10 mgで最大の効果があり，20 mg以上ではさらなる効果は認めませんでした[4]．初発の統合失調症患者さんに対するクエチアピンの効果を，200 mgと400 mgでランダム化して比較試験を行ったところ両群に差を認めませんでした[5]．もちろんこれらのデータは個々の患者さんでの至適用量を示しているわけではありませんが，統計をとれば抗精神病薬は『増やせば増やすほど効果があるということではない』と言えそうです．抗精神病薬の効果に関しては，用量反応関係が直線ではなく，至適範囲があると言えます．

◆副作用は用量依存でリスクが高まる

　副作用はどうでしょうか．錐体外路症状や高プロラクチン血症はD2受容体遮断と関連していることから，用量が増えれば増えるほどリスクは高くなります．心突然死に関しても，前述したように，定型抗精神病薬であろうが，非定型抗精神病薬であろうが，用量依存的にリスクが上昇します．それから「量」ではなく，抗精神病薬の「質」に関する副作用の体重増加ですが，オランザピンの用量固定試験では用量が多いほうが体重の増加幅も多く，体重増加は用量依存的でした[3]．慢性期の50歳以上の統合失調症患者さんでは，PETで観察したD2受容体遮断と注意力の低下に相関関係が認められました[6]．臨床で問題となる副作用は，その大多数が治療域のなかで用量依存的です．量が増えれば増えるほど，副作用出現のリスクが上昇するのです．

◆至適最小用量という治療戦略

　そこでこれらの関係を模式図に示すと図6のようになります．効果は，

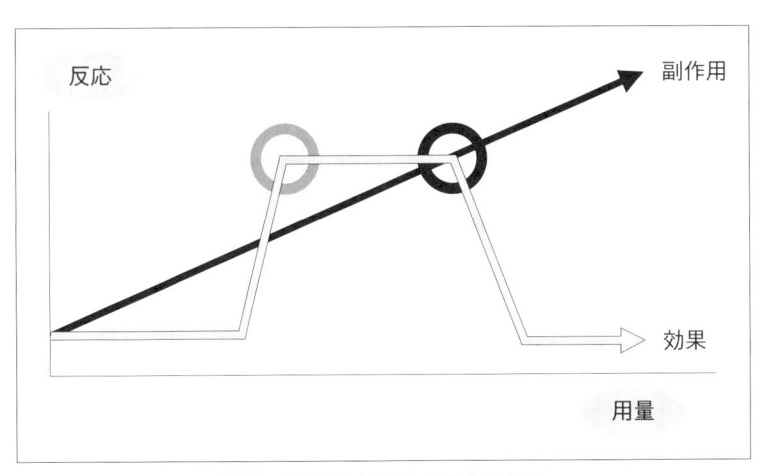

図6　至適最小用量を考えた治療
（長嶺敬彦：抗精神病薬を安全に使用するために―身体副作用からみた至適治療―．精神科 16：289-294, 2010）

一定の幅の至適用量があります．副作用は用量依存的です．とすると，向かって右の輪より左の輪での治療のほうが，優れていることになります．つまり至適最小用量での治療（minimum dose therapy）という治療戦略が考えられるのです．D2受容体遮断作用を有効治療域のなかで最小にし，効果のみを発現し副作用を回避するという戦略です．

　ここで1つ大きな問題は，至適最小用量をどのように探索するかということです．統合失調症の維持期での至適D2受容体遮断率はわかっていません．7名の維持期の統合失調症患者さんを対象に，PETでD2受容体占拠率と転帰をみた研究をみてみましょう．リスペリドンの持効性注射剤（RLAI）を投与し4週間後の黒質線状体でのD2受容体占拠率は平均56％でしたが，1年間の観察で再発を認めなかったと言います[7]．このことから，急性期に効果を示すには65％以上のD2受容体占拠率が必要ですが，維持期はそれより少ないD2受容体遮断で再発予防ができる可能性が示唆されます．しかし断薬すればかなりの確率で再発します．同じくリスペリドンを使用した再発に関する最近の研究をみてみましょう．リスペリドンに反応した404名の患者さんを3つの群に無作為に振り分けた試験です．それぞれの患者で反応した量を基本として，4週間は同じ量を投与しそれ以降は半分にする群，26週間は同じ量を投与しそれ以降は半分にする群，1年間そのままの量を投与する群の3群です．1年間の再発率は順番に30.5％，19.5％，9.4％でした．早く減量した群が再発率は高かったのです[8]．

　必要以上にD2受容体を遮断してはいけないけれど，どれくらいの処方量を維持すればよいのか，至適最小用量にはどのくらいのD2受容体遮断が必要なのかについては今後の研究が必要です．至適最小用量が判明していないので，次にとるべき戦略として，治療域のなかでD2受容体遮断が副作用閾値を超えないという考え方が重要になります．

3-3 至適最小用量での治療

Let's Try

EXERCISE 40　抗精神病薬の効果と副作用は，それぞれ用量依存的でしょうか？

EXERCISE 41　至適最小用量が推奨される理由を考えてください．

EXERCISE 42　至適最小用量とは，どのくらいのD2遮断を行うものだと思いますか？

文献
1. 長嶺敬彦：スポーツ心理学から精神医学を考える．精神科 10(2)：111-117, 2007
2. Kapur S, et al.: Relationship between dopamine D (2) occupancy, clinical response, and side effects: a double-blind PET study of first-episode schizophrenia. Am J Psychiatry 157：514-520, 2000
3. Kinon BJ, et al.: Standard and higher dose of olanzapine in patients with schizophrenia or schizoaffective disorder: a randomized, double-blind, fixed-dose study. J Clin Psychopharmacol 28：392-400, 2008
4. Mace S, et al.: Aripiprazole dose-response relationship in schizophrenia and schizoaffective disorder. CNS Drugs 23：773-780, 2009
5. Berger GE, et al.: Dosing quetiapine in drug-naive first-episode psychosis: a controlled, double-blind, randomized, single-center study investigating efficacy, tolerability, and safety of 200 mg/day vs. 400 mg/day of quetiapine fumarate in 141 patients aged 15 to 25 years. J Clin Psychiatry 69：1702-1714, 2008
6. Uchida H, et al.: D2 receptor blockade by risperidone correlates with attention deficits in late-life schizophrenia. J Clin Psychopharmacol 29：571-575, 2009
7. Uchida H, et al.: Monthly administration of long-acting injectable risperidone and striatal dopamine D2 receptor occupancy for the management of schizophrenia. J Clin Psychiatry 69：1281-1286, 2008
8. Wang CY, et al.: Risperidone maintenance treatment in schizophrenia: a randomized, controlled trial. Am J Psychiatry 167(6)：623-625, 2010

4 コインの表と裏

　至適最小用量の必要性は，コインの表と裏を考えるとわかりやすいと思います（図7）．コインの表と裏は切り離すことができません．コインの表には「D2受容体遮断による抗精神病効果」と書いてあります．しかし裏には「D2受容体遮断による錐体外路症状（EPS），高PRL血症…」と書いてあるのです[1]．

　EPSのようなD2受容体遮断という薬効に関連する薬理作用により起こる副作用をon-target副作用（on-target adverse events）と言います．それに対してすべてのコインの裏に書いてあるわけではない副作用がoff-target副作用（off-target adverse events）です．たとえば抗精神病薬による代謝障害や糖尿病などです．

　off-target副作用はコインについたゴミのようなもので，化学物質としてその部分を作用しないようにすることで改良できる可能性があります．つまりコインの汚れを取ること，それはたとえば抗精神病薬の構造式を一部変える研究などですが，そうすることでひょっとしたら回避できる可能性が残さ

コインの表と裏のような関係

〈表〉　　　　　　　　　　　　　　〈裏〉

十円　　　　　on-target　　　　10 平成二十二年

抗精神病作用　　　　　　　　D2遮断での副作用
（中脳辺縁系のドパミン遮断）　　　（EPS，高PRL血症など）

off-target
（抗精神病薬の「質」で代謝障害など）

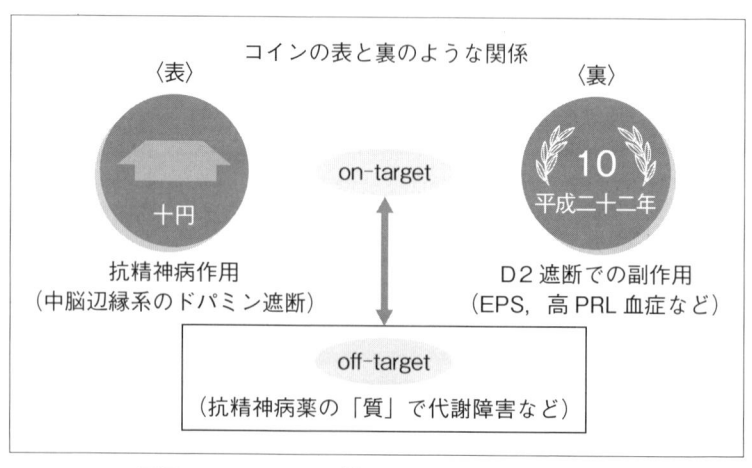

図7　on-target副作用とoff-target副作用

れています．しかし製薬メーカーが一度上市した自社品の副作用の作用機序を基礎的に研究することはなかなかありません．副作用の作用点を研究する，たとえば，どうしてクロザピンやオランザピンは糖尿病を起こしやすいかというような基礎的研究は次世代の抗精神病薬を開発する際に必要な情報ですが，なかなか研究されないのが実情です[2]．

　従来の副作用分類を，コインの表と裏と対応させてみると，D2受容体遮断による副作用が on-target 副作用であり，抗精神病薬の「量」による副作用がそれに相当し，用量依存性がよく認められます．それに対して D2 以外の受容体に関連する副作用は off-target 副作用で，抗精神病薬の「質」による副作用にほぼ相当します．副作用回避は，至適最小用量での使用がもっとも大切ですが，off-target 副作用はそれだけでは防げない場合があります．off-target 副作用は，薬の変更（スイッチング）が必要になることがあります．

Let's Try

EXERCISE 43　on-target 副作用と off-target 副作用の違いを説明してください．

EXERCISE 44　副作用の作用点を研究することはなぜ大切なのでしょうか？

EXERCISE 45　至適最小用量が大切であることをコインの表と裏を用いて説明してください．

文献
1. 長嶺敬彦：抗精神病薬を安全に使用するために―身体副作用からみた至適治療．精神科 16(3)：289-294，2010
2. 長嶺敬彦：糖尿病を合併した統合失調症患者に，olanzapine や quetiapine が使用できないことの功罪．臨床精神薬理 13(5)：973-976，2010

5 副作用閾値を超えないようにするには

　D2受容体を必要以上に遮断すれば必然的に副作用が出現します．副作用を起こさず，中脳辺縁系のドパミンを適切にコントロールしつづけることが治療戦略として考えられます．急性期には黒質線条体でのドパミン遮断が約65〜80％で治療効果があると言われていますが，この幅は"a narrow D2 receptor occupancy window"と言われるように，多くの抗精神病薬でこの至適用量の範囲内を維持することは難しいです．臨床ではドパミンを一定の幅でコントロールすることは至難の業です．臨床でドパミンを一定の幅でコントロールすることが困難である理由は，薬物のデリバリー方法や吸収・分布・代謝・排泄の一連の要因や薬物相互作用などの影響から，薬物動態での血中濃度や脳内濃度が変動するからです．短期間でも血中濃度や脳内濃度が上昇しすぎると副作用が起こります．そこで至適最小用量での治療が求められることが理解できたと思います．しかし至適最小用量を明確に知る方法がありません．

　また最初に反応した量（initial response dose）をそのまま減量せずに維

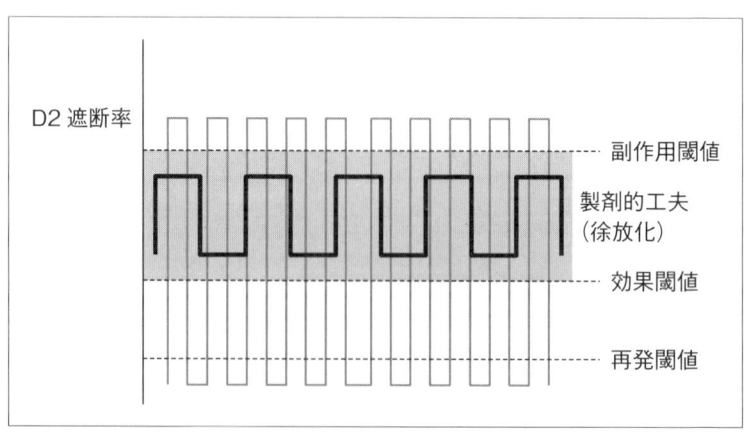

図8　副作用閾値と効果閾値
変動幅が少ないことで効果を保ちながら，副作用を回避できる．

3-5 副作用閾値を超えないようにするには

持したとしても何割かの患者さんは再発します．そこで治療域のなかで D2 受容体遮断が副作用閾値を超えない工夫が必要になります．副作用閾値を考えてみましょう．

仮想のラインとして，「副作用閾値」，「効果閾値」，「再発閾値」を考えてみましょう（図 8）．たとえば効果閾値の下限の D2 遮断は，急性期で 65%くらいです．また薬の内服を急に止めると高率に再発しますので，再発予防にはある程度の D2 遮断が必要と考えられます．幸運なことに，大多数の副作用閾値は効果閾値や再発閾値より高い位置にあります．急性期治療でのEPS 発現閾値は D2 受容体遮断が 80%くらいでした．維持期の副作用閾値はそれよりかなり低下していると推測されますが，維持期の効果閾値の下限も低下しています．副作用閾値と効果閾値（再発閾値）の上下関係は模式的には副作用閾値が上にあると考えられます．理論上はこの幅のなかで D2 受容体を遮断すれば，効果を得ながら副作用が回避できることになります．つまり抗精神病薬による脳内 D2 受容体占拠率の安定化です．

抗精神病薬の血中濃度の安定と脳内の D2 占拠率の安定化，すなわち定常状態での血中濃度のピーク値とトラフ値の振幅（fluctuation）を少なくすれば副作用閾値を超えにくくなります．逆にピーク値とトラフ値の振幅が大きい場合は，錐体外路症状が出現しやすくなり，臨床効果が減弱すると推測されています．「錐体外路症状の出現と効果の現弱は血中濃度の変動幅と関連する」という仮説です[1]．動物モデルにおいて抗精神病薬の血中濃度が大きく変動するとより強いカタレプシーが起こることが確認されています[2]．副作用閾値を超えないようにする 1 つの方法として，脳内 D2 占拠率の安定化が考えられます．

◆血中および脳内濃度の安定化のための工夫

副作用閾値を超えないように必要最小限での治療のためには，脳内の D2 受容体遮断の振幅を最小とすることが望まれます．すなわち血中濃度や脳内濃度を安定化させることです．抗精神病薬の血中濃度の安定と脳内の D2 受容体占拠率の安定化，すなわち薬物動態のピーク値/トラフ値の振幅が少な

くなるような技術にはどのようなものがあるのでしょうか.

　血中濃度を一定にする方法としては, リスペリドンの持効性注射剤（RLAI）があります. RLAIはマイクロスフェアを用いた注射による徐放剤です. RLAIは理論上では安定した血中濃度を維持でき, 脳内のD2受容体遮断のピーク値/トラフ値の振幅がリスペリドンの内服薬よりも少ないと考えられています. そこで臨床使用量で血中濃度のピーク値を下げることが可能であり, リスペリドン内服薬より血清プロラクチン値の上昇が少ない可能性が言われています[3].

　また経口製剤の徐放化も脳内濃度の安定化に有効です. しかし徐放化すればどの薬でも薬物動態の振幅が最小限になるかといえばそうではありません. 血中半減期が比較的長く, なおかつD2受容体への親和性が高い抗精神病薬を濃度勾配をつけて放出させることでD2受容体占拠率の変動幅が少なくなります. パリペリドンERがそれに該当します. パリペリドンERは薄い濃度, 濃い濃度, 排出ポンプと3層のOROS（osmotic-controlled release oral-delivery system）製剤にすることで, 安定した血中濃度が維持でき, 血中

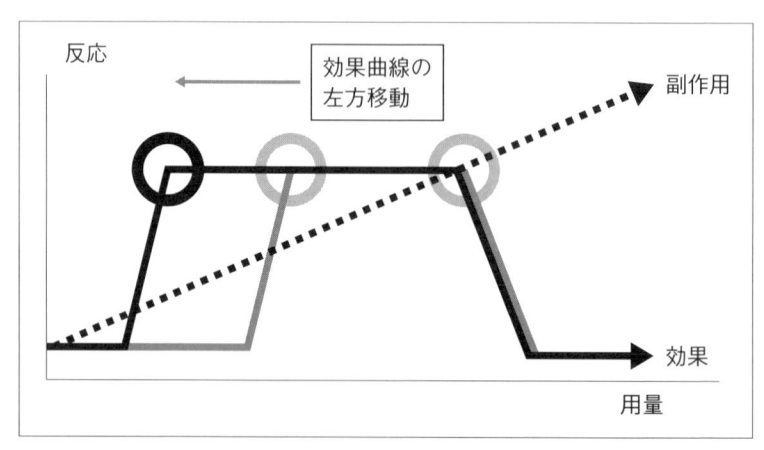

図9　変動幅の少ない製剤の利点

変動幅が少ないと抗精神病薬の少ない曝露で治療が可能となり, 効果曲線が左方へ移動する.

3-5 副作用閾値を超えないようにするには

濃度の振幅が小さくなる設計がされています．そもそもパリペリドンの半減期（T1/2）は約 23 時間と長く，それを徐放化したのでゆっくり立ち上がり，定常状態では一定の幅の血中濃度を保ち，経口薬であっても振幅を小さくすることに成功しています[4]．血中および脳内濃度の変動幅を少なくすると，より少ない量で治療できる可能性，効果曲線が図 9 のように左方移動できる可能性があります．

Let's Try

EXERCISE 46 効果閾値，副作用閾値，再発閾値を模式的に図示してください．

EXERCISE 47 脳内 D2 受容体占拠率の変動幅が少ないほうが副作用回避では有利となる理由を説明してください．

EXERCISE 48 脳内 D2 占拠率の変動幅を少なくする工夫を薬物動態から考えてみてください．

文献

1. Lemmens P, et al.: A combined analysis of double-blind studies with risperidone vs placebo and other antipsychotic agents: factors associated with extrapyramidal symptoms. Acta Psychiatr Scand 99：160-170, 1999
2. Marchese G, et al.: Evaluation of amphetamine-induced hyperlocomotion and catalepsy following long-acting risperidone administration in rats. Eur J Pharmacol 620：36-41, 2009
3. Bai YM, et al.: Comparative efficacy and safety study of long-acting risperidone injection and risperidone oral tablets among hospitalized patients: 12-week randomized, single-blind study. Pharmacopsychiatry 39：135-141, 2006
4. Luca Pani, et al.: Expected clinical benefits of paliperidone extended-release formulation when compared with risperidone immediate-release. Expert Opin Drug Deliv 6：319-331, 2009

6 精神科救急と血液データ―心身相関を示す現象―

　精神運動興奮は身体に影響を与えます．精神運動興奮が血液検査に与える影響を理解しておきましょう．精神科救急では精神運動興奮だけでなく，さまざまな身体疾患を合併している症例もあります．身体疾患が隠れていることを常に考えながら精神科の治療を行わなければなりません．そのときに血液検査は有用な情報を提供します．

◆精神運動興奮では，血液検査が異常になりやすい

　精神運動興奮は，どのくらい身体に影響を与えるのでしょうか．統合失調症の急性期（精神運動興奮時）と回復期での血液検査データの異常率をみてみましょう[1]．急性期（精神運動興奮時）には血液データが異常値を示す割合が高いです．68名の統合失調症患者さんで急性期と回復期で血液検査を行いました．

　急性期は検査データが異常を示しやすいです．精神運動興奮が身体にも影響を与えます．半数以上の方が何らかの血液検査データの異常を示すのです．急性期でみられる検査値異常の特徴を列挙すると，白血球増加，低K血症，血糖の上昇，LDH上昇，尿酸上昇です．

　これらの現象の機序を考えてみましょう．精神運動興奮によりカテコラミン分泌が増え，カテコラミン誘発性の体内分布のシフトが起こるからです．交感神経緊張により体内にプールされている白血球が循環血液中にシフトする，カテコラミンを介して血清Kが筋細胞に流入するなどの体内でのシフト（分布が変ること）が起こるために異常値が出ます．血糖もカテコラミンが増加すると上昇します．尿酸や尿素窒素が上昇するのは，興奮や脱水により血液が濃縮されるからです．

　精神運動興奮がおさまる回復期には，大多数の血液データは改善します．逆に回復期に異常が観察されやすいのは，中性脂肪の上昇，CK上昇，LDLコレステロール増加です．回復期には，代謝に関連する検査項目が上昇しやすいです．これは2つの原因が考えられます．1つ目は精神運動興奮時には

3-6 精神科救急と血液データ―心身相関を示す現象―

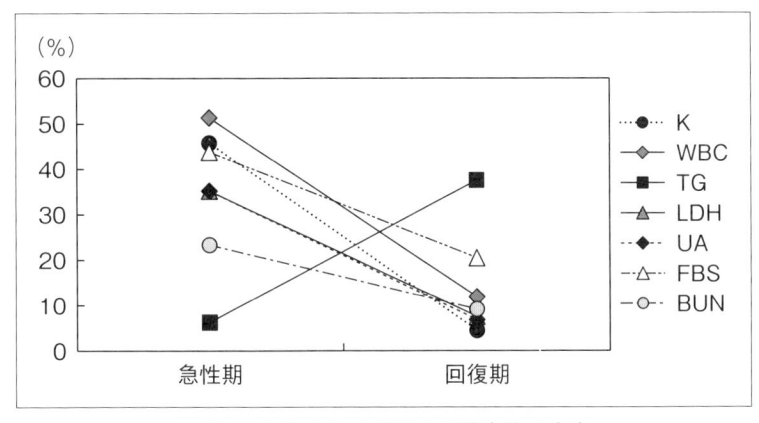

図10 急性期と回復期での検査値異常率
(Nagamine T: Neuropsychiatric Disease and Treatment 6: 281-288, 2010 より引用)

代謝バランスは体が壊れる方向（カタボリック）に傾いていると想像されますが，回復期にはそれが改善することです．2つ目は抗精神病薬が代謝障害を誘発する可能性です．

急性期と回復期で検査の異常率が変化しやすい項目をまとめると図10のようになります．血清K値（K），白血球（WBC），中性脂肪（TG），LDH，尿酸（UA），血糖（FBS），尿素窒素（BUN）で，中性脂肪を除き回復期には異常率が低下しました．薬の種類でみると回復期に中性脂肪の異常率が上昇するのは，オランザピンでの治療が多かったです[1]．

異常率が急性期も回復期も高くない検査項目は，赤血球数，総コレステロール値，総蛋白，AST，ALT，γGTP，クレアチニン値です．ですから逆にこれらの検査値が異常である場合，つまり貧血や栄養状態の低下，肝機能障害，腎機能障害がある場合は，精神運動興奮の影響ではなく，すでに身体疾患が併存していると考えなければなりません．内科疾患の合併を疑う必要があります．

いずれにしても，精神運動興奮は身体にも影響し，それに伴う検査値異常

PART 3　抗精神病薬の薬理学(2) 使いこなすための最新の知識

が出現しやすいのです．そのまま放置しておけば臓器障害につながるおそれがあります．適切な抗精神病薬により精神運動興奮を治療することが大切です．その際，脱水改善など生命維持に必要な治療も並行して行う必要があります．

> **Let's Try**
>
> **EXERCISE 49** 精神運動興奮時に異常が出やすい血液検査を挙げてください．どうしてそれらの検査が異常になりやすいか，機序を考えてください．
>
> **EXERCISE 50** 回復期で異常になりやすい検査項目を挙げてください．どうしてそれらの検査が異常になりやすいか，機序を考えてください．
>
> **EXERCISE 51** 精神運動興奮の影響ではなく，内科疾患の合併が考えられる検査項目を挙げてください．

文献
1. Nagamine T: Abnormal laboratory values during the acute and recovery phases in schizophrenic patients.: a retrospective study. Neuropsychiatric Disease and Treatment 6：281-288, 2010

7 パーシャル・アゴニストの誤解

　抗精神病薬はドパミン遮断作用で抗精神病作用を示します．ドパミン神経伝達が過剰になった状態が統合失調症の陽性症状です．抗精神病薬はドパミン（D2）受容体にくっつき，ドパミンを押しのけ刺激を伝えないことで過剰なドパミン神経伝達をコントロールします．この作用を拮抗と言い，拮抗作用を示す物質のことをアンタゴニストと言います．アンタゴニストでD2受容体を完全に遮断すると，錐体外路症状をはじめとするさまざまな副作用が出るのでしたね．そこで，神経伝達を完全に遮断しない部分作動薬（パーシャル・アゴニスト）が注目されています．アリピプラゾールはパーシャル・アゴニストですが，刺激をすべて遮断するのではなく約30％伝えると言います．これは正しい表現でしょうか．パーシャル・アゴニストの薬理作用は臨床の場ではイメージレベルですが，誤解されていることが多いようです．「30％の刺激伝達」というフレーズが曲者です．さあ考えてみましょう．

◆パーシャル・アゴニストは，アゴニストにもアンタゴニストにもなる？

　パーシャル・アゴニストとは，D2受容体に親和性を有し（結合し），D2受容体群を介する刺激作用が内在性のフル・アゴニストであるドパミンより小さい物質と定義されます．パーシャル・アゴニストの作用の強弱は，フル・アゴニストがD2受容体群を刺激する作用を100％，フル・アンタゴニストが刺激する作用を0％として，0〜100％の間の相対的な数値で示します．これを固有活性（intrinsic activity）と言います．固有活性は，実験動物の細胞にヒトD2受容体を発現させ，実験で数値を求めるものです．ですから実験系でその値は異なります．ところでアリピプラゾールが100％ドパミン受容体にくっついても（作用しても），ドパミン遮断は70％くらいしか起こらないと言われています．だから固有活性は，100−70＝30％くらいと考えてしまいます．これは明らかに間違いですね．

　まず固有活性は実験系のデータで，実験に使う細胞群で異なる値でしたね．

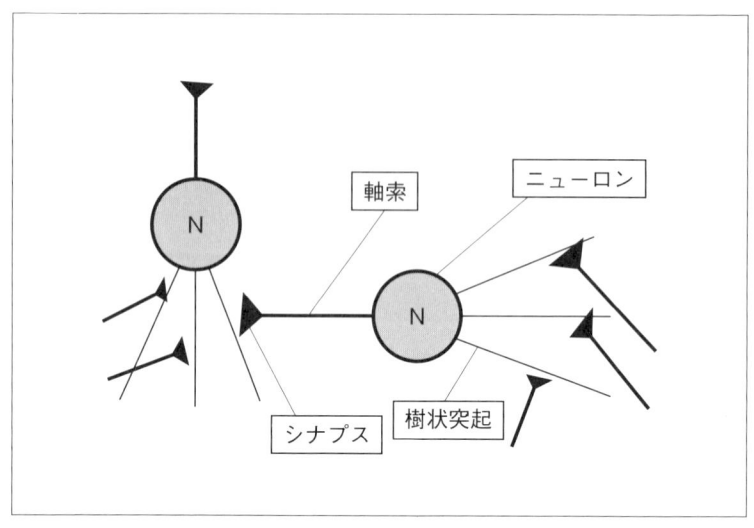

PART 3　抗精神病薬の薬理学(2) 使いこなすための最新の知識

図11　ニューロンのしくみ
三角形がシナプスで，シナプスはニューロンのもつ樹状突起につながる．複数の樹状突起の刺激をニューロンで積算し，on か off で軸索へ刺激を伝えるか伝えないかを行う．軸索の先にはシナプスがある．

　いいえ，そのような言葉尻の間違いを指摘しているのではありません．この言い方は，神経系での刺激伝達の基本様式を無視した表現だから問題なのです．
　神経細胞（ニューロン）は入力と出力を繰り返しています．ニューロンは樹状突起からさまざまな刺激の入力を行い，それを積算して軸索から出力します（図11）．軸索はシナプスで次の樹状突起と接合し，信号を伝えます．ニューロンでの刺激伝達は，伝えるか伝えないかの2つに1つです．All or nothing で，とてもシンプルです．微調整して，30% だけ刺激が伝わるわけではありません．①ニューロンは複数の樹状突起からの刺激の総和を次に伝え，②その刺激の総和が閾値を超えるかどうかでニューロンでの刺激伝達は伝えるか伝えないか，のどちらかで，少しだけ伝えるというような微調整をする機能はありません．「30% の刺激伝達」というイメージの危うさが理解

3-7 パーシャル・アゴニストの誤解

できたでしょうか．

　アリピプラゾールが1つ1つの受容体に30%ずつ刺激を伝えても，積算されたニューロンでは刺激を伝えるか伝えないかの2つに1つです．ネットワークを通してはじめて最終的にどのくらいの刺激が伝わるかが決まります．神経回路網が結果として30%の刺激伝達を行うというのは，ほとんどありえない確率で，いうなれば偶然の産物です．

　アリピプラゾールは神経回路網がどのようになっているかで，刺激を伝えるかどうかという意味では，結果としてアゴニストにもアンタゴニストにもなるのです．ただしこの場合のアゴニストやアンタゴニストという表現は間違っていることにも気付いてください．アゴニストやアンタゴニストは受容体への作用に対してだけの意味ですから，つまり30%の刺激伝達のイメージ上の誤解の1つは，シナプスでの刺激伝達とニューロンでの刺激伝達を混同していることにあるのです．アリピプラゾールはニューロンが発火するくらい樹状突起が多い回路では刺激を伝えることに貢献するでしょう．そうではないときには刺激を伝えないように作用します．

　アリピプラゾールに関して，多くの精神薬理の教科書では次のように記述されています．『ドパミン神経伝達が過剰である場合は，アリピプラゾールはD2受容体に強力に結合しD2受容体アンタゴニストとして作用する．しかし神経伝達を完全に遮断せず，固有活性まで低下させることにとどまる．ドパミン神経伝達が低下している場合は，相対的にD2受容体アゴニストとして作用し固有活性まで促進する．ドパミン神経伝達をそれ自身の固有活性レベルに安定化させるのでドパミン・システム・スタビライザー（dopamine system stabilizer：DSS）である』．内容はすべて間違いとは言いませんが，固有活性を中心にドパミン神経の活動が過剰でも低下していてもコントロールするというのは，微妙なバランスの上での話です．必ずそうなるとは限りません．1つ1つのニューロンでの刺激伝達はあくまでもonかoffしかないのです．ほどよく内因活性分だけ刺激を伝えることは臨床ではまず起こりません．受容体密度（余剰受容体の数），刺激の発火閾値など，状況により反応が異なるからです．おそらくアリピプラゾールは大多数の場

合アンタゴニストとして作用するので臨床効果を示すのでしょう．従来の抗精神病薬と同じ機序と言えます．

ただし少し難しいことを追加すれば，シナプス前にドパミン自己受容体があります（ドパミン自己受容体は Carlsson が提唱し，のちに彼はこの功績でノーベル賞を受賞しました）．ここが刺激されるとドパミンの合成，放出および発火が抑制されるのです．つまりドパミンが過剰であれば，シナプス前にその情報を伝え，ドパミンの合成や放出，そして発火を止める機構があるのです．フィードバック機構とよばれているものです．自己受容体は数が多い（余剰受容体）ので，アリピプラゾールが自己受容体に作用すればそのなかで一定の確率で刺激を伝える自己受容体が出てくるわけです．するとドパミンの放出を抑制するので抗精神病作用を示します．簡単に言うとアリピプラゾールはドパミン自己受容体にはアゴニスト，シナプス後部のD2受容体には通常の抗精神病薬と同じアンタゴニストとして作用するのです．

「そんな難しいことを言われても，すぐ忘れる」と思われるでしょう．精神薬理学は忘れてもよいのです．一度わかった気分になることが大切．基礎的なデータがあることがわかればよいのです．基礎実験でのデータによる説明なのか，臨床データ（メガトライアル）での説明なのか，臨床での比喩（メタファー）なのかは，区別しておくべきです．比喩は物事を理解しやすくするので多用すべきですが，何らかのデータから比喩を組み立てるべきです．比喩から比喩を作る，そしてそれを繰り返すととんでもない理屈になってしまいますので．

アリピプラゾールは主にアンタゴニストとして作用するから，抗精神病薬として使用できるのです．ドパミン・システム・スタビライザー（DSS）というような都合のよい概念で，ニューロンでの刺激伝達は説明できません．むしろ神経のネットワークで，結果としてどうなるかが重要です．DSSという概念の危うさが理解できましたか？　ドパミン・システムの安定は，統合失調症では過剰なドパミンを効果がある最低量の抗精神病薬で治療したときに得られると思います．つまりもともと必要な伝達，内因性ドパミンが機能することがシナプスでの刺激伝達の基本です．1つ1つのシナプスでの単

3-7 パーシャル・アゴニストの誤解

純な刺激伝達の法則を繰り返すことで，全体的に安定した構造を示していくことです．これは創発という概念です．脳や神経伝達を理解するには重要な概念なので，次の項では創発について簡単に説明します．その前に，パーシャル・アゴニストに関する EXERCISE を考えてみてください．

Let's Try

EXERCISE 52　神経伝達の様式での基本的な法則を2つ挙げてください．

EXERCISE 53　パーシャル・アゴニストで出てくる内因活性とは何ですか？

EXERCISE 54　「パーシャル・アゴニストは内因活性分だけ刺激を伝える」というのは正しい表現とは言えません．それはどうしてでしょうか？

8 神経系は"創発"―互いに影響しあうことで生まれる新たな全体―

　脳はニューロンの集合体です．ニューロンでは，樹状突起→神経細胞→軸索という流れで，情報の入力と出力が繰り返され，さまざまなデータの処理が行われています．ニューロンの情報が互いに影響しあいながら，全体として脳は機能しています．だからといってニューロンの情報伝達をみることで，脳機能がわかるかといえばそうではありません．1つのニューロンの動きをみているだけでは脳がどのように働くかは予測がつきません．

　幻覚・妄想も，中脳辺縁系のドパミン神経の過活動という説明で，なんとなくわかった気分になっていますよね．しかしこのドパミン仮説にしろ，ドパミン神経が過活動状態になるとどうして妄想が起こるのかは説明できません．「ドパミンが増えれば妄想が起こる」という固定的な概念で，問題が解決したように思っていませんか．そもそも幻覚・妄想状態でのドパミンの過剰と言っても，ドパミンが通常の何倍も放出されているわけではありません．ほんの少しドパミン神経の伝達が過剰になるだけで，それが結果として妄想になっていくのです．そのプロセスは解明されていません．

　神経系は単純な刺激伝達を繰り返しています．単純な法則が繰り返されることで，1つの意味がある状態ができます．この機構の破綻が精神症状だと思うのです．では，そのしくみを考えてみましょう．

◆複雑系科学：1+1=2ではない

　全体は部分の総和である場合と，部分の総和では説明できない場合があります．部分が相互作用を示しながら全体を形作る場合は後者になります．部分自体が自分自身を変化させていくからです．部分の総和で説明できない現象を研究する分野を複雑系科学と言います．生命現象を研究するには重要な視点ですね．

　いくつかの単純な法則を繰り返すことで，予想もできない複雑なしくみが生まれます．ニューロンの1つ1つの働きをみても，どうして我々がものを

3-8 神経系は"創発" －互いに影響しあうことで生まれる新たな全体－

考えられるかわかりませんよね．単純な現象が繰り返され，複雑なしくみが形成されることを創発（emergence）といいます．一見無秩序と思われる単純な現象が，互いに影響しあって新たな秩序が形成されることです．少し難しい言い方になりますが，カオス状態から新たな秩序ができることです．創発の特徴は，①多くの要素が集まって相互作用したとき全体として新たな特徴が生まれること，②時間の経過とともに新たな特徴や構造が出現すること，の2点です．こころが生まれる過程も創発です．

◆蟻の行列

創発はわかりにくい概念なので，蟻の行列をイメージしてみましょう．蟻は視力がほとんどありません．リーダーとなる大将もいません．しかしまるで統制がとれたように行列を作り，せっせと餌を巣に運びます．この行列形成には複雑なルールはないと考えられています．単純なルールが存在し，それが繰り返されるだけです．単純なルールとは，①餌をみつけた蟻はフェロモンを出しながら餌を巣に持ち帰る，②フェロモンは揮発性である，の2点です．フェロモンは仲間の蟻に餌のありかを教えます．フェロモンが揮発性であることは，時間がたてば匂いは消えることを意味しており，時間の情報を伝えています．仲間の蟻はフェロモンがプンプン匂う道を求めて行動をとるので，結果としてごく自然に整然とした行列ができます．創発とはこのような機能です．以下に，少し難しいことを追加しておきます．行列が整然とし過ぎていると，効率はよいけれども新たな餌のありかを探すには不都合です．ランダムに彷徨うことで新たな餌のありかに遭遇するチャンスが生まれます．そうです，行列を離れる蟻もいるのです．この変わり者（？）の蟻の存在意義は新たな餌や新たな行列のルートの探索です．しかし多くの蟻は行列に加わり効率的に餌を運ぶ必要があります．ランダムに動き，ルートを外れる蟻も必要ですが，それは全体からみれば少数派でよいのです．

さてこれをもとに神経伝達を考えてみましょう．神経伝達は1つのニューロンがシンプルな方法で情報を伝える（onかoffである）．ニューロンは相互に影響しながら，情報伝達を繰り返し，結果として蟻の行列に相当する1

つの機能を有した構造を形作る．ルートを外れる蟻が存在するように，ほんの少し効率的でない挙動をするニューロンが少数存在する．すると新たな機能を有する構造が作れるということになります．

このようなことが現実に起こるのか，机上の空論のように思われるかもしれませんが，脳とは比べものにならないくらいの小規模ですが，コンピュータ上でシュミレート（仮想）することに脳科学者たちはすでに成功しています．人工知能の研究です．妄想という現象も，ニューロンの伝わり方のほんの小さな違いなのかもしれません．中脳辺縁系のドパミンの過剰といっても何倍も違うわけではないことと合致しますよね．

ニューロンでの神経伝達だけで精神症状を考えることは，部分で語れない全体を無理やり部分で説明していることになりませんか．脳の機能を無視した精神症状の捉え方になります．「創発の結果として精神症状がある」という捉え方が必要なのです．ニューロンの伝達のほんの少しのずれが，ニューロン間の相互作用を繰り返すことで創発が起こり，精神症状が形成されると理解すべきでしょう．だからニューロンでの伝達を抗精神病薬で必要以上に遮断すると，その結果は予想もつかない創発になることは簡単に想像できます．だから，必要最小量の抗精神病薬の使用が大切であると言えるのです．

◆体内時計

神経系と創発はなかなか理解しにくいと思いますので，蟻の行列に加えてもう1つ例を挙げておきましょう．体内時計です．体内時計といっても身体のなかに時計がセットされているわけではなく，まして体内時計という臓器があるわけでもないですよね．身体のいくつかの特定部位にある特別な性質をもっている細胞の集まりが，体内時計の役割が果たしているのです．まず，ある特定の周期で点滅している細胞があります．それが周囲の細胞に影響を与えながらだんだんとお互いが同期してくるのです．そして最後には全体が点滅するようになり，それが体内時計の役割を果たしています．細胞の基本的な特性として，お互いの細胞が周囲の細胞の周期を感じ取り，自分の周期を尊重しながらも，周囲にも少しずつ合わせていくという，協調的な性質が

3-8 神経系は"創発" —互いに影響しあうことで生まれる新たな全体—

あるのです．基本的な法則は，①点滅する，②となりの細胞の点滅を感じとる，③そして少しだけその周期を取り入れる，の3点です．他者の周期を感じて自分の周期を少し書き換える，この作業を細胞群が続けることで1つの時計が完成します．バラバラに点滅するカオス状態から全体が同期して点滅する秩序状態が生成されるのです．

個々のニューロンの異常だけで，精神症状が起こるわけではないことを理解しなければなりません．抗精神病薬はニューロンに作用する薬です．その結果がどのような創発を起こすかを研究しなければなりません．単純な法則に抗精神病薬が加わった条件で，創発をシュミレートする研究です．今後抗精神病薬の作用をコンピューター上の神経回路で研究できる時代が来ると思うのです．少し難しい話でしたが，EXERCISE してみましょう．

Let's Try

EXERCISE 55 体内時計がどうしてできるかを簡単に説明してください(相互に影響すること，自分を少し書き換えること，それを繰り返すことをキーワードに入れること)．

EXERCISE 56 ニューロンの働きはシンプルであるが，それが少しずれることで精神症状が出ることを，創発という概念で説明してください．

EXERCISE 57 抗精神病薬がニューロンに与える影響と，抗精神病薬が精神症状に与える影響は異なると考えられます．それはどうしてでしょうか？

EXERCISE 58 コンピューターで抗精神病薬の効果を推測する方法ができる時代が来ると思いますか？

9 ドパミン受容体の三次元構造と統合失調症―シナプスでの刺激伝達からの推測―

　刺激を伝える中継地点がシナプスです．シナプスでの刺激伝達は神経伝達物質により行われています．受容体に神経伝達物質がくっつき，それがアゴニストなら刺激を伝え，アンタゴニストなら刺激を伝えません．

　シナプスでの刺激伝達は，ミリ秒（msec）単位で非常に素早く，なおかつ可逆的です．一般的に理解されている「鍵と鍵穴」の関係では，このような素早い伝達は行えません．どのような機序で神経伝達物質や抗精神病薬は受容体にくっつくのでしょうか．

◆シナプスでの情報伝達は電子伝達である

　受容体にくっつくものをリガンドと言います．リガンドと受容体の関係は，鍵と鍵穴で説明されることが多いのですが，これには少し違和感があります．ドパミン受容体ならもともとドパミンがくっつくようにできているので「＝鍵のイメージ」というのは理解できます．しかし抗精神病薬は人工的なものです．人工的なものに対して生体が受容体を準備するはずがありません．鍵と鍵穴のイメージはどうも危ういのです．

　シナプスでの刺激伝達は鍵と鍵穴のように立体的な相同性ではなく，シンプルな作用であるはずです．受容体側はカルボキシル基，リガンド側はアミンです．これはプラスとマイナスであるため，ちょうど磁石のような作用ではないでしょうか．作用する場所は2ヵ所必要です．1つは受容体にくっつく作用点，もう1つは受容体のG蛋白を活性化させる点です．

　リガンドと受容体の親和性は，リガンド側のアミン（塩基）と受容体側のカルボキシル基（酸）による酸塩基平衡で，シンプルな電子相互作用かもしれません（図12）．内因性リガンドであるドパミンが1級アミンであるのに対して，すべての抗精神病薬は構造式上に3級アミンを持つのでより塩基性が強いです．抗精神病薬は強力な磁石のようなものです．そのため，抗精神病薬のほうが受容体に作用しやすいわけです．受容体にリガンドがくっつ

3-9 ドパミン受容体の三次元構造と統合失調症―シナプスでの刺激伝達からの推測―

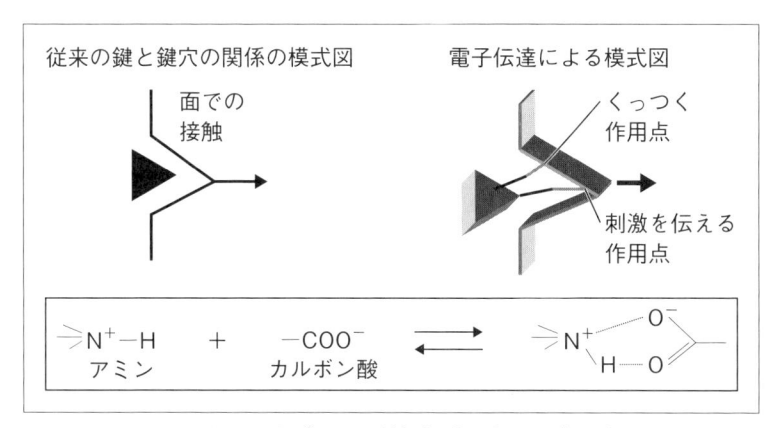

図12 シナプスでの神経伝達の新しい考え方

シナプスでの刺激伝達は従来の鍵と鍵穴ではなく，酸塩基平衡などの電子伝達ではないかと考えられる．

き，G蛋白が活性されれば刺激が伝わります．G蛋白を活性化する作用点として，アミンのN原子から3.8～4.6 Åの空間距離のπ電子が候補として推測されています．G蛋白が活性化されれば，リガンドがアゴニストとして作用し，活性化されなければアンタゴニストになります．酸塩基平衡でシナプスでの伝達が行われているとしたら，シナプスでは可逆的に，繰り返し伝達を行うことができると説明できます．単なる物理化学的な電子相互作用で，シナプスでの刺激伝達が行われている可能性です[1]．

シンプルな機構，シンプルな法則が生命の基本です．ドパミン受容体のアミノ酸配列（構造式のようなもの）はわかっていても，三次元の立体構造は正確にはまだわかっていないのです．受容体の構造は複雑なため，そこでの刺激伝達もまた複雑であると考えてしまいます．しかし基本はいたってシンプルなはずです．電子伝達で刺激を伝えます．くっつくかどうかは酸塩基平衡で可逆的です．鍵と鍵穴というよりむしろ磁石のN極とS極が引き合うようなもっと簡単な機序ではないかと想像します．

PART 3 抗精神病薬の薬理学(2) 使いこなすための最新の知識

◆数の論理から質へのパラダイム・シフト

　統合失調症のドパミン仮説は，中脳辺縁系のドパミン神経系の過活動を，ドパミンの数が増えたためにシグナルが多く伝わるという「数の論理」で説明しています．しかしドパミンの数による病態説明では，抗精神病薬に対する反応性の問題が説明できません．たとえば，難治例をどのように考えればよいのでしょうか．難治例はドパミン産生の制御ができない症例なのでしょうか．また，ある抗精神病薬にはまったく反応を示さなくても，別の抗精神病薬に反応するとき，それは抗精神病薬のドパミン遮断力の差で説明できるのでしょうか．もちろん精神症状はドパミン受容体だけではないことは何度も述べました．ここではドパミン受容体での刺激の伝わり方の問題を掘り下げてみましょう．

　この問題では，シグナルの伝わり方，すなわちシナプスでの伝達様式という「質」の問題に方向転換する必要があると思います．リガンドが受容体に作用するかどうかは，電子伝達のような非常にシンプルなものであると想像しました．シンプルであることから，「電子相互作用が行いやすいかどうか」を考えればよいのではないでしょうか．立体構造です．

　ドパミン自身は単純な構造式で，立体構造を変化させるとは思えません．そこで受容体の立体構造がごくほんの少しだけ変化した可能性を考えます．ドパミン受容体は7回膜貫通型G蛋白ですが，その立体構造は正確にはわかっていません．蛋白質のアミノ酸配列を問題にしているのではなく，蛋白質の立体構造の軽微な変異が統合失調症の病態ではないかという仮説も立てられます．つまり，受容体部分の蛋白質の三次元構造が微妙に変異している可能性があり，それによって発生した電子相互作用を起こす場所のわずかな立体的変異が，刺激伝達を少なくしたり，逆に多くしたりする可能性です．蛋白質の三次元構造が疾患を起こすことをconformation disorderと言います．統合失調症は，このconformation disorderの側面を持つのではないかと推測できるのです[2]．

　難治例というのは，ドパミン受容体の立体構造が，既存の抗精神病薬で制御できない位置関係にある症例かもしれません（といっても電子の伝達場所

3-9 ドパミン受容体の三次元構造と統合失調症—シナプスでの刺激伝達からの推測—

の空間的位置が，ほんの数Å ずれるだけでしょうが）．

最近の遺伝子研究によれば，マイクロアレイで3万以上のmRNA を調べたところ，統合失調症患者では49個のmRNA の発現異常が検出され，それらの機能は神経細胞間のシグナリングに関係するもので，たとえばシナプスの細胞骨格に影響するものなどが含まれていました[3]．シナプスでの細胞骨格の脆弱性が，ドパミン受容体の立体構造をわずかに変異させ，ドパミンシグナル伝達に量的な変化が起こる可能性を考えてみたのです．

話が少し妄想じみてきましたので，本題に戻ります．生命の営みはごくごくシンプルな規則がいくつかあり，それが可逆的に繰り返され，全体では予測ができない機能を形作っていると思います．シンプルであることは，とても美しいものです．シナプスでの刺激伝達も鍵と鍵穴のような複雑な構造ではなく，電子伝達のようにシンプルな点での作用であると推測します．

Let's Try

EXERCISE 59 シナプスでの刺激伝達を鍵と鍵穴で説明してみてください．そしてそれが実際の神経伝達と異なる点を指摘してください．

EXERCISE 60 シナプスでの刺激伝達が物理化学的な法則で行われていると仮定して，それを支持する根拠を挙げてください．

文献
1. 諸岡良彦，他：科学的に見た dopamine，およびそのそのアゴニスト，アンタゴニストと受容体の相互作用．臨床精神薬理 12：2353-2371，2009
2. 長嶺敬彦：統合失調症は conformation disorder ではないか―ドパミン受容体の三次元構造変異の可能性―．臨床精神薬理 13：521-523，2010
3. Maycox PR, et al.: Analysis of gene expression in two large schizophrenia cohorts identifies multiple changes associated with nerve terminal function. Mol Psychiatry 14：1083-1094, 2009

PART 3 抗精神病薬の薬理学(2) 使いこなすための最新の知識

10 代謝型グルタミン酸2受容体（mGluR2）と抗精神病作用

　統合失調症のドパミン仮説はセントラル・ドグマのようなものです．しかしよくよく考えれば，統合失調症のすべての症状を説明できるわけではありません．ドパミン・ニューロン以外に精神症状と関連するニューロンはあるのでしょうか．

　統合失調症の精神症状はドパミン神経系の異常で説明されることが多いです．陽性症状は中脳辺縁系のドパミン神経系の過活動，陰性症状は中脳皮質系のドパミン神経系の低活動と関連すると考えられています．しかし最近，ドパミン受容体以外に，精神症状と関連する受容体として代謝型グルタミン酸2受容体（mGluR2）が注目されています[1]．mGluR2受容体は広く脳内に分布し，セロトニン2A受容体（5HT2AR）と共役しています（図13）．共役とは，2つの受容体が相互作用し，1つの作用を示すことです．天秤のようにバランスをとりながら，その結果を1つの刺激として伝えるのです．

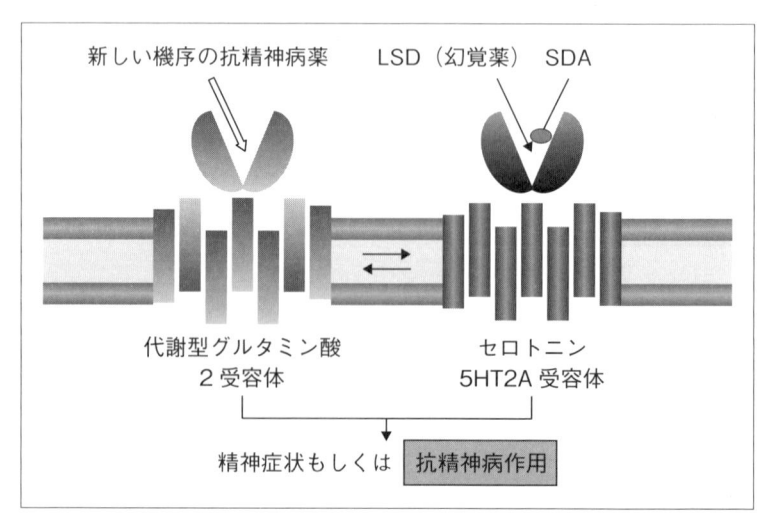

図13　代謝型グルタミン酸2受容体と抗精神病作用

3-10 代謝型グルタミン酸2受容体（mGluR2）と抗精神病作用

mGluR2と5HT2ARは逆の作用を示します．

5HT2AR刺激薬は，精神症状を惹起することが知られていました．LSDは幻覚を起こす物質ですが，ドパミン神経系に直接作用しません．LSDは5HT2ARを直接刺激することで幻覚を起こします．mGluR2は5HT2ARと共役していますので，mGluR2が刺激されれば抗精神病作用を示すということになります．事実mGluR2刺激薬はオランザピンと同等の抗精神病作用を示す可能性が実験では示されています．

5HT2ARが刺激されると精神症状を惹起する方向に働き，mGluR2が刺激されると抗精神病作用を示す方向に働きます．mGluR2を刺激する物質は，mGluR2と5HT2ARの複合体を経由して抗精神病作用を示す可能性が示唆されています．新しい機序の抗精神病薬で，現在開発中です．

5HT2ARを遮断する薬は，mGluR2と5HT2ARの複合体のバランスで考えれば，mGluR2が刺激されたことと同じですから，やはり抗精神病作用を示します．5HT2ARを遮断する薬は言うまでもなく非定型抗精神病薬のSDA（セロトニン・ドパミン拮抗薬）がありますよね．SDAの抗精神病作用はドパミン遮断以外に5HT2A受容体遮断により，mGluR2と5HT2ARの複合体を刺激し抗精神病作用を示す機序が推測できます．定型抗精神病薬では考えられなかった抗精神病作用の機序です．

セロトニン受容体を介する抗精神病作用は，古くはMeltzerらが予見していました（SDA理論）[2]．セロトニン受容体拮抗作用とドパミン受容体拮抗作用の割合が適切であれば抗精神病作用を示すと考えていたようです．受容体への親和性は実験でKi値として求められます．セロトニン2A受容体とドパミンD2受容体への親和性のバランスをみてみましょう．以下に，抗精神病薬ごとの受容体に対する親和性の比を示します．5HT2AR/D2Rの値を示すと，臨床効果に優れるSDAはクロザピン，リスペリドン，オランザピンですが，クロザピンが0.127，リスペリドンが0.125，オランザピンが0.363とほぼ近似しています．それ以外の抗精神病薬は大きな値になります．1つの受容体の遮断だけでなく，精神症状に関連がある受容体への作用のバランスのよい薬が，定型抗精神病薬の効果を凌駕できる条件なのかもしれません．

Let's Try

EXERCISE 61 抗精神病作用を示す受容体をいくつか挙げてください.

EXERCISE 62 共役とはどのようなものでしょうか？ 天秤を例えに使って説明してください.

文献

1. Gonzalez-Maeso, et al.: Identification of a serotonin/glutamate receptor complex implicated in psychosis. Nature 452：93-97, 2008
2. Meltzer HY: The role of serotonin in antipsychotic drug action. Neuropsychopharmacology 21(2 Suppl)：106S-115S, 1999

PART 4 抗精神病薬の心理学

1 誤診のカテゴリー

　精神疾患は，脳の神経伝達が変調をきたした状態です．抗精神病薬は神経伝達のアンバランスを改善し，精神疾患患者に多大な福音をもたらしました．しかし脳の病態に合っていない抗精神病薬が投与されると，PART 2で述べたようなさまざまな副作用が出現します．抗精神病薬は中枢（脳）に作用します．薬の作用点である中枢（脳）における副作用の代表は，精神症状の出現です．抗精神病薬は精神症状を改善するので，この当たり前のことが時に忘れさられるのです．そしてさまざまな誤診が生まれます．

　これから使う「誤診」という言葉の定義をしておきましょう．この本での誤診とは，「抗精神病薬が適切に使用されることを妨げる判断」と定義します．誤診自体を責めるのではなく，誤診をしないために，誤診がどうして起こるのかを考えたいと思います．抗精神病薬は諸刃の剣です．抗精神病薬は，適切な診断（見立て）に基づき，適切な量が投与されて初めて効果が現れます．抗精神病薬が適切に使用されることを妨げる要因を考えてみましょう．

　個々の精神症状のつながりを無視して精神症状の寄せ集めで診断を行うと，

PART 4　抗精神病薬の心理学

脳内の病態が類推できず誤診を招きやすくなります．脳内の病態に対する薬理学的な機序を推測していないからです．これは精神科診断における操作的診断の弊害と言われるものです．しかし，操作的診断を無視して，病歴，生育歴，精神症状を基に精神科医の主観で診断する場合も脳内の病態を想像していなければ誤診が生まれる原因となります．

　ここで，誤診のカテゴリーが2つあることに気付きます．1つは操作的診断という機械的作業がもたらす誤診．これは人間の感性を無視した結果です．2つ目は科学的でない曖昧な思考がもたらす誤診．これは人間の感性を尊重しすぎた結果です．誤診は人間の感性を無視する，あるいは尊重しすぎるという両極端な判断により起こります．前者の「感性を無視した操作的診断の誤診」は，全体をみる視点，すなわち部分に還元できないシステムとしての生命という視座を強調することで，ある程度防ぐことができます．そのためには，私的苦痛体験としての病気，あなたではない私の病気という「一人称の病」に配慮することが大切です．後者の「感性を尊重しすぎるための誤診」は，科学性，客観性，再現性を強調することである程度防ぐことができます．そのためには，精神疾患は人類の普遍的疾病の1つであるということ，客観化された「三人称の病」に配慮することが大切です．

Let's Try

EXERCISE 63　誤診のカテゴリーをいくつか挙げてください．そしてそれを予防するにはどういう心構えが必要か考えてください．

2 専門家の盲点

　機械的思考と人間の感性のバランスを考えること，すなわち「知」と「情」の両極端にむけて拡散する診断のベクトルを程よく中央に合わせれば，2つのカテゴリーの誤診は予防できるのでしょうか．

　診断は所詮人間が行うものだから過ちは付きものと言ってしまえばそれまでですが，精神薬理の専門家である精神科医が，抗精神病薬の不適切な使い方をする可能性があることに注目してみましょう．ごくごく平均的な精神科医の思考パターンに誤診を起こす鍵が隠れているとしたら，その鍵を探さなければなりません．専門性の盲点です．

　誤診がわかったとき，誤診をした当事者以外は「常識では考えられない」と感じます．誤診は他人事だからです．精神科での誤診は，常識では考えられない，例外的な，あるいは偶発的な，そして稀有な出来事なのでしょうか．かつてアメリカでは誤診や医療事故を起こした医師を懲罰し排除することで，医療事故を減らそうとしました．これは腐ったリンゴもぎ（bad apple picking）と言われる手法です．しかし問題の人物（bad apple）を排除しても，医療事故はいっこうに減りませんでした．精神科で誤診するのは，不勉強な特定の医師（bad apple）なのでしょうか．真面目でごくごく平均的な精神科医が，本人が知らないうちに「抗精神病薬が適切に使用されることを妨げる判断」をすることはないのでしょうか．

　そもそも医療事故には「エラー」と「ルール違反」の2つがあります．エラーとは，うっかり，度忘れ，間違いです．ルール違反は，手続き上の決まりから故意に逸脱する行為です．エラーに対しては，組織的にミスを起こしにくくするシステムを構築することが大切です．しかしルール違反は知ってて行うことですから組織的な取り組みでは減少させることができません．「暗黙の習慣」がその根底に存在するのです．精神科での誤診は，大多数がルール違反です．

　さて，常識的で真面目な精神科医は，ルール違反からもっとも遠い位置に存在するはずです．パラドックス的表現ですが，ごくごく平均的な精神科医

は真面目だからこそ，ルール違反を犯す可能性があるのではないでしょうか．ルール違反が頻回に起こる一番の要因は，ルール違反が容認される規範（暗黙の習慣）が存在する場合です．たとえば最近まで，精神科臨床で多剤併用を黙認する「暗黙の習慣」がありました．実は真面目な医師ほど，その集団の暗黙の決まり事に忠実です．専門家となる過程とは，「目を閉じていく過程」でもあります．そういえば，医師になって気分が悪くなるようなさまざまな処置をしても，すぐさま焼き肉屋に行き，たらふくモツを食べられるようになるのに何年もかかりません．これとあれは別であるという認識，すなわち「隔離」という心理的防衛機制が専門家の精神を安定させているのです．真面目な精神科医は，目を閉じて集団の「暗黙の習慣」に身を任せることで，精神的混乱を起こさず専門性を獲得してきました．「暗黙の習慣」をさらけ出すことが誤診を防ぐことになると思います．

Let's Try

EXERCISE 64 薬理学的な常識とは異なる，抗精神病薬に対する「暗黙の習慣」にはどのようなものがあると思いますか？

EXERCISE 65 専門家が陥りやすい誤診と関連する思考パターンを考えてみてください．

3 絆が「暗黙の習慣」を強化する

　犬を連れて散歩している光景に出くわすと，犬と飼い主は仲がよさそうにみえますよね．犬は人間ではないのにその犬がまるで飼い主の子供か兄弟のようにみえることもあります．みる側がこの光景を微笑ましく思えば思うほど，無意識に犬に対して擬人化という心理規制が働きますが，それを差し引いたとしても，飼い犬は飼い主に似ているように感じます．それは生活を共有しているから当たり前と言えば当たり前ですが，飼い犬と飼い主の間には他人にはわからない「絆」が存在します．そしてこの絆は，おそらく当人たちにもその存在がみえない「暗黙の習慣」を強化しているものと思います．

　ある1人の精神科医が担当する患者さんたちを眺めると，言葉で表現することは困難ですが，なんとなく共通点があるように思うことがあります．病名は，統合失調症，双極性障害，発達障害，パーソナリティ障害などばらばらであっても，なんとなく共通の雰囲気を感じるときがあります．個々の患者さんにおける脳内の病態は明らかに異なるはずなのに，です．

　ある1人の精神科医が担当する患者さんたちは，その医師に親和性のある患者群が選択された結果とも考えられますので，患者さんたちに共通の雰囲気が認められても何も驚くことではないのかもしれません．抗精神病薬の使用法に関しても，一定の範囲内でその精神科医の処方の癖があるので，多少なりとも似たような処方になるかもしれません．処方傾向も，患者さんたちの言語化できない共通性が形成されることに一役買っているかもしれません．医師・患者関係を考えると，関係が良好であればあるほど，互いが望むことを暗黙に学習し，「らしく振舞う」ことが行われるからです．医師と患者のあいだに深い絆が結ばれれば結ばれるほど「らしく振舞う」ことは慣習化され，「暗黙の習慣」が形成されます．

　しかし大多数の精神科医や患者さんたちは，「暗黙の習慣」に基づく関係性の存在を否定します．そのような非科学的な「暗黙の習慣」など，科学を基盤にした精神科臨床の世界では存在しないと大多数の精神科医は語気を強めて反論するでしょう．しかし，習慣は暗黙であるからこそ水面下に存在し，

PART 4 抗精神病薬の心理学

その存在自体に気付きにくいのです．なぜなら，この「暗黙の習慣」は，そのほとんどが「無意識の世界」で形成されているからです．「暗黙の習慣」は意識しにくいため，学習したことさえ気付かないのです．この点がバンデュラのいう意識下での「社会的学習」とは明らかに異なります．

　精神科医がさまざまな「暗黙の習慣」にその行動が規定されている可能性は，精神科医自身がもっとも気付きにくいのです．2つのカテゴリーに分類した誤診のリスクを大多数の精神科医は知っています．しかし「暗黙の習慣」により知識と異なる処方行動が選択される可能性には気付きません．精神薬理の常識と「暗黙の習慣」は，かなりのずれ（タイムラグ）があるようです．なぜなら精神薬理の知識が新たに開発され普及するスピードは，「暗黙の習慣」が変更されるのに要する時間より何倍も，いや何十倍も早いからです．「暗黙の習慣」は変更されにくいのです．それは，毎日の精神科臨床で無意識のうちに強化されるからなのです．

Let's Try

EXERCISE 66　精神科臨床での「暗黙の習慣」をイメージしてみてください．

EXERCISE 67　「暗黙の習慣」が変化しにくい理由を考えてみてください．

4 予言は当たりやすい

　「飼い犬は飼い主に似る」というのは，適切なメタファーではなかったかもしれません．なぜなら大多数の読者が，飼い主＝精神科医，飼い犬＝患者とイメージしてしまうからです．医師・患者関係がまるで主従関係であるイメージですね．これは間違いです．逆に，飼い主＝患者で，飼い犬＝精神科医とイメージする人はひねくれものでしょうか．私自身は後者をイメージしました．いずれにしても，この表記の誤りは主従関係が含まれる現象をメタファーに使用したことにあります．

　ここで表現したかったのは，「どちらかをみればどちらかが予測できる」という現象です．患者さんをみれば担当の精神科医がなんとなく想像できる，あるいは精神科医をみればなんとなく患者さんがわかる現象で，予見性です．予見性に関して言えば，精神科医が患者さんの病態はこうなると言えばそうなる可能性が高い現象もあります．この現象を少し考えてみましょう．「予言は当たる」現象です．知識と経験が豊富な精神科医が患者さんの病状やその後の経過を言い当てることではありませんよ．

　精神科医は，知識と経験で患者さんの病状やその後の経過を予測します．そして大多数の場合，経過は予測通りになります．ということは，「優れた精神科医は経過を予測できる」ということでしょうか．「ごくごく平均的な精神科医は患者さんの経過を予測できる」としたほうが，より正解に近似した表現ではないかと思います．いいえむしろ「駆け出しの精神科医のほうが患者さんの経過を的中させやすい」のほうがさらに正確かもしれません．そして「優れた精神科医はまったく患者さんの経過を予測できない」と思うのです．パラドックス的ですが，その理由を考えてみましょう．

　脳内の病態が類似する2人の患者さんがいて，どちらもある精神科医に妄想を訴えたとしましょう．この精神科医は，1人の患者さんには統合失調症と診断して抗精神病薬による治療を開始しました．もう1人の患者さんには成人した発達障害と診断し，薬は処方しませんでした．その後の経過は，統合失調症と診断された患者さんは統合失調症の経過をたどり，発達障害と診

断された患者さんは発達障害の経過をたどりました．これはどちらも正しい診断だった，でよいのでしょうか．異なる見立てをしても見立て通りになるとしたら，この場合の見立てはすでに予測ではなく必然です．脳内の病態が同じでも，異なる診断がされればそれぞれの経過は異なり，精神科医の予測通りになる可能性があります．

　別の例でイメージしてください．ある精神科医はある患者さんにその症状から統合失調症と診断し，抗精神病薬による治療を行いました．精神症状は軽快し，経過から統合失調症で間違いないとその精神科医は確信しました．担当の精神科医が転勤になり，その患者さんを別の精神科医が診療しました．今度は成人した発達障害と診断され，抗精神病薬が徐々に減量されました．精神症状の悪化もなく，2番目の精神科医は自分が下した成人した発達障害という診断が正しかったと確信しました．この患者さんはある時期までは統合失調症で，ある時期からは発達障害ということになります．精神科医がかわることで病気もかわるのでしょうか．

　精神科医の予測した診断は，治療という枠組みを経て，予測した通りになることが多いのです．予言は当たるのです．これでは予言ではなく，手品です．手品であればタネも仕掛けも存在するはずです．タネや仕掛けは何でしょうか．

　精神科医が診断を下すということは，まるで電車がレールの上を走り始めるようなものです．診断が下されれば，患者さんは精神科医が運転する電車に乗り走りはじめます．電車は当然レールの上を走ります．このレールがタネや仕掛けに相当します．患者さんは一度敷かれたレールからそれることはまずありません．精神科医の予言通りに，予想された疾患らしくなっていきます．精神科医も患者さんも臨床という名の電車に乗っているため，一度電車が走り出したら真下に存在するレールはみえなくなります．水面下の「暗黙の習慣」がレールを形成しています．無意識下の「暗黙の習慣」が診断精度を高めているのです．

　精神科臨床に慣れれば慣れるほど，精神科医は自らが敷いたレールの存在を忘れ，レールに乗っている感覚すらなくなります．精神科医がかわれば診

断がかわる，それはまるで路線を乗り換えるようなものです．別の路線の電車に乗れば，行き着く駅が異なるように，診断も経過もそして予後も異なります．乗り込む電車の路線が確定すれば，行き着く駅が決まるので診断や経過は精神科医の予想通りになります．統合失調症，双極性障害，発達障害の一部は，路線が一部交差している場所がありますが，しかしそれはあくまで交差に過ぎず，それぞれの路線の終着駅は同じではありません．

「優れた精神科医はまったく患者の経過を予測できない」というのは，患者の病態を把握できないからではありません．優れた精神科医は，特定のレールを敷かないので，それぞれの患者さんが自分の目指す人生を送れるのです．一見予見性が認められませんが，患者さん自身が自分の人生を描いています．

精神科における薬物の使用は，それぞれの精神科医が有する「暗黙の習慣」に影響されます．レールという装置が隠されているため，精神科医自身はもし誤ってもそれに気付きにくいのです．床を透明にした電車があれば，電車に乗っていてもレールがみえるので誤診しても気付きやすいのですが……．しかし，床が透明な電車はありません．床を透明にするには，無意識の世界を探索しなければならないのです．

電車とレールのメタファーも，精神科医を批判しているのでないことを重ねて述べておきます．誤診のプロセスを探求するためのメタファーです．

Let's Try

EXERCISE 68 レールのイメージがわかりましたでしょうか．精神科薬物療法で薬の選択に与える「暗黙の習慣」を挙げてみてください．

EXERCISE 69 「優れた精神科医は患者さんの経過を予見できない」というパラドックスを解説してください．

5 無意識の重要性

　精神科医の「暗黙の習慣」を形成する無意識が，診断に，そして治療に影響すると言われてもすぐには納得できないでしょう．なぜなら精神科医の意思で，すなわち意識下で薬物療法は行われているからです．無意識の影響があるとしても，意識下で行われている治療が無意識の傘下にあるとは思えません．しかし無意識の世界は意識の世界よりはるかに広大だろうと思います．我々は無意識を知覚できないので，その大きささえイメージできません．そこで無意識が認知や行動に影響していることを示す現象を2つ挙げましょう．

　報道や映像の業界で一時期問題となったサブリミナル効果は，我々の気付きにくい無意識の存在を示しています．通常では認識されない（みえない）ごく短時間のメッセージを繰り返し呈示すると，その情報は無意識の世界で処理され結果として実行されます．映画館で宣伝フィルムの間に通常ではみえない速度で「ポップコーンを買おう!!」というごく短時間の映像を挿入すると，ポップコーンの売上が増加したと言います．観客はこのメッセージを意識の世界では認識していませんが，脳は無意識下でメッセージを処理し，その結果が行動に反映されたのです．マインドコントロールに利用されては困るので，現在ではサブリミナル効果を生む映像の挿入は禁止されています．無意識の世界は，行動という形でしかその存在を推測できません．無意識なのですから．

　無意識は存在するというだけでなく，情報の処理や再統合，そして新たな思考を生む場でもあります．次のようなWagnerの面白い実験は，無意識で情報が再構築されていることを示しています．「眠っている間に正解は得られる（Sleep inspires insight.）」というタイトルの論文です．解答時間が8時間というひらめきを要する数列の難問を3つの群で試験しました．昼間に8時間問題と向き合う群，徹夜して8時間問題を解く群，そして問題をみて8時間睡眠をとったあと朝起きて解答する群の3群です．結果は昼間や夜に8時間考えて解答する群は正解率に差がなく約20％でした．しかし問題をみて睡眠をとったあとに解答した群はその約3倍の約60％もの正解率だ

ったのです．一番楽そうにみえる「寝てから即答する群」が「昼であろうが夜であろうが考え続ける群」よりはるかに正解率がよかったのです．睡眠は回復だけでなく，無意識下で情報の整理・再統合を行っていると考えられます[1]．無意識の凄さです．

　残念ながら我々は無意識の世界を直接把握することができません．せいぜいこのような実験でしか推測できません．脳は意識下だけでなく無意識の世界でも情報を整理し，来るべきときに備えていると推測できるのです．しかし無意識の世界が意識の世界に影響を与えるとして，それは無意識が単独に行うことはありません．Wagnerの実験をもう一度みてみましょう．問題は寝る前に呈示されていましたよね．意識下で知覚された問題意識が，睡眠中にさまざまな情報を再統合し，朝起きて意識下で解答を得ているわけです．意識下での問題提起が無意識の世界を動かす原動力です．サブリミナル効果でも，現実世界で流れている情報が，それは知覚する閾値以下でも無意識の世界で知覚され，行動に影響しているのです．無意識での情報処理は，意識下の現実世界で繰り返し流れる情報が誘発しているとも言えます．しかしここで重要なことに気が付かなければなりません．現実世界の情報が無意識の世界に影響を与えるのに時間がかかるということです．

　ポップコーンのようにすでに無意識の世界でも認識されている情報ならそれを処理するのに無意識の世界で新たに情報ネットワークを構築する必要はありません．食べ物であり，食べたいから買おうと行動に移るだけです．しかし精神科医の診断パターンや薬物の選択に関する無意識下の情報ネットワークは，最新の精神薬理の情報に更新されているわけではないのです．

　意識下と無意識の違いは，処理スピードです．Wagnerの実験でも，無意識で処理するほうが意識下で処理するより短時間で解答が得られています．しかしその時代の社会や文化が影響する医療では，意識下で準拠する枠組みと無意識で準拠する枠組みが微妙に異なります．それぞれの枠組みにタイムラグが生じていると考えられます．精神薬理の常識と精神科医の「暗黙の習慣」にタイムラグが生じている可能性です．意識下と無意識ではどちらが早く結論を出すかといえば，無意識でしたね．だから無意識の世界で処理され

下された診断や薬物の選択が行われ，意識下の精神薬理の常識と異なる選択が無意識的に行われることがあるのでしょう．自分の治療の選択に無意識が影響していることは，電車に乗っているときは真下にあるレールがみえないことと同じで，いかなる精神科医も意識することができないはずです．

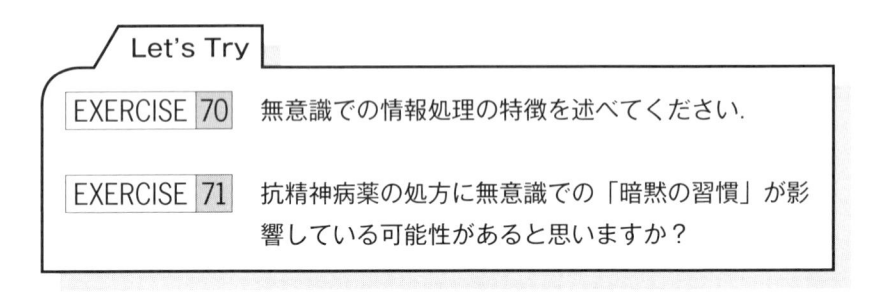

Let's Try

EXERCISE 70　無意識での情報処理の特徴を述べてください．

EXERCISE 71　抗精神病薬の処方に無意識での「暗黙の習慣」が影響している可能性があると思いますか？

文献
1. Wagner U, et al.: Sleep inspires insight. Nature 427：352-355, 2004

6 社会的無意識が影響していると考えられる3つの事象

　無意識の重要性は，個人レベルだけではありません．個人の無意識の集合体としての社会の無意識を考えてみましょう．その時代での集合的無意識です．無意識であるがゆえにその存在自体がみえないので，意識下での社会的動向（意思）と誤解されることがあります．意識下と無意識では情報処理や行動に与える影響は，無意識のほうが早く大きいと考えられるのでしたね．しかしそれは水面下であるので直接みることができません．現象を通してしか推測できないのです．

　精神科臨床で社会の集合的無意識が行動に影響を与えている可能性が推測される現象を考えてみましょう．ただしいずれも集合的無意識でこれらの現象がすべて説明できるわけではありません．個人レベルの精神科診断や処方パターンが無意識ですべて決まるわけではないことと同じです．影響があるというくらいの意味です．

　1つ目は，うつ病の増加です．うつ病が増加しているということは，セロトニン神経系やノルアドレナリン神経系そしてドパミン神経系の異常が認められる人が増加しているのでしょうか．我々の脳のなかで，これらの神経伝達物質がどのくらい器質的不調を起こしているのか残念ながらわかりません．しかしうつ病と診断される患者さんは年々増加しています．抗うつ薬であるSSRIの処方数も右肩上がりに年々増加しています．うつ病の種類に関しても，新型うつ病など少し枠組みが異なるうつ病まで提唱されています．

　意識下でうつ病の増加を考えることは，社会的ならびに病態的に行われています．前者の例は社会におけるストレス要因の分析，後者の例は脳血流によるうつ病の診断などの進歩がみられます．脳に器質的病変を有する人が増えうつ病が増加しているなら，SSRIの著効例も処方と同じように増加しなければなりません．SSRIはセロトニン・トランスポーターに作用し，確実にセロトニンを増やすからです．しかしSSRIが効果を示すのは，中等度以上のうつ病で，軽症ではプラシーボ（偽薬）とかわりません．SSRIで脳の神経伝達物質のバランスが改善するうつ病は，世間でうつ病と診断されてい

PART 4　抗精神病薬の心理学

る人のなかの重症例が中心です．脳の器質的病変以上にうつ病が広く診断されている可能性があります．社会がうつ病の概念を広げ，複雑で解決が困難であるさまざまな事象をうつ病という名のもとに，精神科臨床の守備範囲に押し付けているのかもしれません．社会がうつ病というレールを数多く敷いている可能性があります．

　2つ目は統合失調症の軽症化です．統合失調症の軽症化は，薬物療法の進歩や心理社会的介入の効果が寄与していると推測されています．しかし精神薬理の進歩やSSTの導入が統合失調症を軽症化させているという厳密なデータはありません．思春期以前に何らかの精神病様体験（psychotic like experiences：PLEs）を示す人たちのなかのハイリスクグループ（at risk mental status：ARMS）に早期介入が有用であると言われています．しかし早期介入はまだほとんど実施されていないのに，統合失調症は軽症化しています．抗精神病薬の投与あるいは心理的介入が早期より行われて，脳病変の進行を防ぎ，統合失調症が軽症化したという確固たるデータも今のところないのです．統合失調症の軽症化の一部は，統合失調症という疾患の社会的枠組みが変化しているのかもしれません．より早期で軽症の精神病状態（early psychosis）も統合失調症と診断する，あるいは発達障害の一部を統合失調症と診断する，などです．

　3つ目の現象として，認知症の問題行動（BPSD）の増加です．認知症の治療でBPSDは大きな問題です．介護で一番問題となるのはBPSDの存在です．BPSDを抗精神病薬で治療すると死亡率が上昇します．抗精神病薬の適応外使用（off-label use）での問題も起こっています．しかしよくよく考えると，BPSDという概念は30年前の精神科医療のなかにその枠組みすら存在していませんでした．BPSDという概念は，認知症の治療ターゲットを認知機能から社会行動へと推移させています．BPSDが増えたのではなく，BPSDを問題とする社会的な枠組みが無意識にできたので，その結果BPSDがより脚光を浴び増加しているのかもしれません．つまりBPSDというレールを敷く作業が先にあったと言えそうです．

　うつ病の増加，統合失調症の軽症化，認知症でのBPSDの増加は，社会

4-6 社会的無意識が影響していると考えられる3つの事象

の集合的無意識がレールを敷いたため観察される現象であるのかもしれません．レールが敷かれた以上行き着く先は予定された通りの終着駅です．うつ病の増加であり，統合失調症の軽症化であり，BPSD の増加です．現実的で科学的な実体より，脳の仮想的で無意識に準拠する感覚が疾患の構成を変化させる可能性です．それは科学的とされる遺伝子発現のレベルをも変化させる可能性をもっています．脳の病変も遺伝子発現レベルで「それらしく」変化させる可能性です．それはたとえばエピジェネティックスという手法で可能です．環境と遺伝の相互作用をエピジェネティックスと言います．時代が集合的無意識という環境を変えることで，作られる蛋白質も変化する可能性はないのでしょうか．無意識が示した方向性に従って，科学的に予想された通りの結果に落ち着く可能性です．

Let's Try

EXERCISE 72 社会的無意識が疾患の枠組みに影響していると考えられる事象を挙げてください．

EXERCISE 73 うつ病の増加は脳の病態生理学的変化が急速に起こっているのでしょうか．それとも社会の集合的無意識が影響しているのでしょうか．あるいは社会環境がうつ状態を多発する原因なのでしょうか？ あなたの考えをまとめてください．

EXERCISE 74 認知症の中核症状である認知機能より，BPSD のほうが厄介な問題であると考えられる理由は何でしょうか？ 疾患は患者である本人に与える影響が一番大きいはずですが……．

7 リーダーシップは誰がとる

　精神科薬物療法でリーダーシップをとるのは精神科医です．薬物療法という電車を運転するのは精神科医です．患者さんはその乗客で，家族は車掌に相当します．運転席に座っている運転手には，前方のレールがよくみえます．精神科医にはこれから行くところがみえます．精神科医が予測した通りに患者さんはなっていくのです．乗客からは前方のレールも後方のレールもみえません．窓から景色はみえますが，それがどこにつながっているのか，これからどこに行くのかは，前方のレールがみえないのでよくわかりません．車掌は一番後ろの車両に乗っているので前方のレールはみえませんが，後方のレールはよくみえます．家族は今までの過去の苦労を忘れることができません．しかし前方のレールがみえないので，未来がわからず不安に陥ることがあります．

　レールという装置に気が付く患者さんや家族は少ないと思います．本当の行先は運転手にしかわからないのです．あるいは運転手にも行先がわからなくなることがあります．表層の症状だけで安易な診断をすると終着駅がわからなくなり，どの路線（診断）でもいいからただ単にレールの上を走り続ける（不適切な抗精神病薬の投与を続ける）危険性です．

　ところで，電車に乗り，行き先を不安に思う人はまずいません．誰もが運転手は正しい場所に連れて行ってくれると信じているからです．車掌だって運転手を疑うことはありません．患者さんや家族は，精神科医が必ず目的の場所に連れて行ってくれると信じています．行先が決まった電車に乗ったばかりのときは不安がないから，誤診があっても患者さんや家族は気付きません．しかししばらく電車に乗っていると，不意に路線を間違えたのではないかと不安になることがあります．患者さんや家族が治療に不安を感じるときです．でもそのとき車内放送で現在の通過駅，次に止まる駅を聞けば安心できます．患者さんや家族は，病状や予後を聞けば安心できるのです．

　レールという装置の意味をもう少しだけ考えておきましょう．時間性です．乗客はレールがみえにくいというのは，患者さんは病気の予後に常に不安を

抱いていることを意味しています．どうしても前方のレールをみようとするならば，一番前の車両に乗ることです．車内を移動すれば前方や後方のレールは，斜めからですがどうにかみることができます．しかし真下のレールだけは絶対にみることができません．一般的に，過去は忘れるし，未来は予想がつきにくい，現在が一番理解しやすいと考えがちです．しかし過去は遠くみつめることができ，未来は遠く眺めることができます．現在は動いているからこそ，その本質はみえないのです．正しく見極めることがもっとも難しいのは，過去でも未来でもなく現在です．現在を理解するには，動いている電車から真下のレールをみるくらい難しいです．無意識での情報処理の枠組みを行動や現象という形で推測するほかないのです．

Let's Try

EXERCISE 75　インフォームド・コンセントが必要であることを電車のメタファーで解説してみてください．

EXERCISE 76　過去や未来に比べて，現在がわかりにくいのはどうしてでしょうか．現在を把握する方法はあるのでしょうか？

PART 4　抗精神病薬の心理学

8　統合失調症らしくなる処方－ドパミン遮断－

　精神科医が予測したとおりの経過が観察されやすいのは，診断が示された時点で患者さんと家族は行先が明記された電車に乗ったからです．精神科医の薬物療法も「それらしくなる」処方が行われることも一因でしょう．

　次のような例を考えてみてください．まったく脳内の神経伝達物質の異常を認めない健常者に抗精神病薬を投与し続けたらどうなるかです．ドパミン遮断で元気がなくなり，活動性の低下が起こるでしょう．過鎮静になり起き上がることができない人が出るかもしれません．ドパミンが低下すればするほど考えることすら億劫になり，ついには思考が停止するでしょう．思考がつながらないため，まわりの人には理解できない言動が現れるかもしれません．活動性の低下，行動の制止，思考抑制，理解不能な言動，これらの症状をみたらどういう疾患を思い浮かべますか．おそらく統合失調症でしょう．

　これは極端な例かもしれませんね．抗精神病薬は健常者で行われる臨床試験第一相で異常が認められないから市販されていると反論する人もいるでしょう．臨床試験は短期投与で行われ，多くの人で実施されるものではありません．抗精神病薬の薬理作用から考えれば，人によっては上記の症状が出揃う危険性が十分考えられます．抗精神病薬の投与で，疾患が作られる可能性です．統合失調症では中脳辺縁系のドパミンの過活動が推測されているので，抗精神病薬の投与はそのバランスの崩れを回復し症状を安定させます．しかしドパミンの過剰が認められない人に，精神症状があるからといって抗精神病薬を投与すると，精神疾患を惹起する可能性があるのです．

　ある精神科医が精神の不調を訴える人を診察し，統合失調症かそれ以外の精神疾患か迷ったとき，治療的診断の目的で抗精神病薬を投与したと仮定します．この人の脳内の神経伝達物質が正常であった場合はどうなるでしょうか．次の診察で患者さんは抗精神病薬により眠気や活動性の低下，思考停止を訴えるかもしれません．そうしたらその精神科医は，この患者さんはやっぱり統合失調症だったと結論付けるでしょう．おまけに症状がコントロールできていないので，さらに抗精神病薬が追加され，ますますこの人は統合失

調症らしくなっていく危険性があります．しかし多くの精神科医は妄想の本質を見抜く技術をもっています．ドパミン過剰による妄想とドパミン過剰を認めない妄想様訴えを区別する技術です．抗精神病薬が有効であるのは，ドパミン過剰による妄想の連鎖です．脳内の病態を臨床症状から推測することが大切です．

Let's Try

EXERCISE 77　抗精神病薬の薬理作用は何ですか．脳に異常がない人が抗精神病薬を飲めばどのようなことが起こると考えられますか？

EXERCISE 78　抗精神病薬で精神症状が出現することがあるのはどうしてですか？

PART 4 抗精神病薬の心理学

9 統合失調症らしくなる処方―動的平衡―

　抗精神病薬は統合失調症患者さんの症状改善には有効な薬です．あるいは双極性障害の一部の患者さんには有効です．しかしそれ以外の病態には，ほとんど効果がありません．

　抗精神病薬は統合失調症や双極性障害以外の患者さんにも多用されています．認知症のBPSD，手術後のせん妄，発達障害での精神症状，うつ病での精神症状，分類不能な精神病での精神症状など，ありとあらゆる精神症状に多用されています．だから米国では売上が一番多い医薬品なのです．その大多数は適応外使用（off-label use）でしたね．そして適応外使用に関して，抗精神病薬が著効していると多くの精神科医は誤解しているようです．

　他に方法がないから抗精神病薬が使用される場合もあり，患者の苦痛を除去する現実的な観点があればまだ理解できます．そういう場合の処方を否定しているのではありません．しかし奇妙に思いませんか．薬理学的に有効性が説明できないのに，臨床的にはとりあえず有効であると錯覚しているわけで，とても科学的ではありません．上記に挙げた適応外使用の疾患群はドパミンの過活動が推測される病態ではありません．なのに，なぜ抗精神病薬が効果を示すのでしょうか．1つには抗精神病薬のドパミン遮断で，患者の全体的な活動性が低下し，精神症状が消えたのではなく表現できなくなった可能性が考えられます．しかしこれはすでに不適切なドパミン遮断の範疇に入ります．抗精神病薬を適正に使用していないので誤診です．一定の頻度で重大な副作用が出現するでしょう．たとえば認知症のBPSDに抗精神病薬を使用すれば，投与を受けない認知症の人に比べて約2倍死亡率が上昇するなどです．

　簡単すぎる（やや安易な）薬理学的推測をしてみましょう．精神症状を示す患者さんで，ドパミン濃度が正常である分類不能な精神疾患の患者さんを想定します．この患者さんの精神症状に対して抗精神病薬が投与されたとします．当初はドパミンの低下による鎮静作用だけで，抗精神病効果は示しません．ドパミンが低下するので精神症状を表現する力が奪われ，症状は少し

だけ落ち着いたようにみえるかもしれません．抗精神病薬が投与されつづけると，抗精神病薬で正常のドパミン受容体が遮断され，内因性ドパミン（自分の体内にあるドパミン）がドパミン受容体を求めて彷徨うことになります．あふれたドパミンは，患者さんの身体にはドパミン受容体が不足していると感知し信号を発するでしょう．その結果ドパミン受容体蛋白の mRNA が活性化され，ドパミン受容体蛋白が作られるはずです．ドパミン受容体が増え，ドパミンの異常伝達が起こる可能性が指摘できます．そして統合失調症様の精神症状が現れるかもしれません．引き続き抗精神病薬の投与が行われ，ドパミン神経伝達がコントロールされ，抗精神病薬は抗精神病効果を示したと誤解されます．分類不能な精神疾患は，晴れて統合失調症と診断されるのです．

　これは薬理学的には，ドパミン受容体のアップレギュレーションと言われる現象です．機能を妨げると，機能を維持するために妨げられた受容体を増やして対応する現象です．薬が体内に入れば，間違いなく何らかの反応を起こします．このような単純な図式だけで身体全体が制御されているわけではありません．しかし生体の基本的な機能に，何か刺激が加わればそれをどうにかして，平衡状態にする機能があります．ホメオスターシスを保つ機能です．生命の本質的な機能であり，近年は「動的平衡」という概念で説明されています．

　抗精神病薬が投与されたら，それが体内にある状態で平衡状態ができあがります．この時点での動的平衡が完成すると，人体はあたかも抗精神病薬が体内にあることが当たり前であるかのような振る舞いをします．動的平衡では時間をもとに戻すことはできません．1秒前の自分は，動的平衡からすれば，すでに異なる自分でしかありません．抗精神病薬が人体に投与されたら，抗精神病薬が存在することで平衡を保つ自分が存在するのです．関係性の上に成り立つのが動的平衡です．抗精神病薬の投与は，抗精神病薬と生体との間に不可分な関係ができることを理解しておく必要があります．脳内の病態が統合失調症なら（ドパミン過剰なら），これでバランスがとれますが，そうでなければ違った平衡状態に落ち着くはずです．生体は「常に変化しなが

PART 4　抗精神病薬の心理学

ら安定を保つ機能」があるのです．

　もし必要でない抗精神病薬が投与され続けたとしたら，生体は動的平衡を保つ機能を総動員して新たな自分を作るはずです．だからそこで現れる精神症状は，すでに新しい精神症状であり，もとの精神疾患を推測することを非常に困難にします．誤診に気付きにくいのは，時々刻々と動的平衡は更新されることが一因です．抗精神病薬を不適切に長期間投与すれば，精神疾患らしくなる可能性があります．

　この現象は抗精神病薬に限った話ではありません．漫然と投与されているベンゾジアゼピンや抗うつ薬にもそのリスクがあります．ベンゾジアゼピンの依存やSSRIによる精神症状は，分類不能な精神疾患を数多く作り出しています．そして最後には，さまざまな精神症状が渾然と現れるので，やっぱり統合失調症だったのかという診断にたどり着く可能性があります．精神科医の「予言」はまさに的中するのです．

Let's Try

EXERCISE 79　精神科医の予言はどうして当たりやすいのですか？薬理学的に説明してください．

EXERCISE 80　誤診に気付きにくい一因は，我々の身体が常に変化しながら安定を保つ機能を有するからです．動的平衡の概念で，もとの疾患を類推することが困難になる理由を考えてください．

10 ゴールド・スタンダードは何か

　それでは精神疾患を診断するときのゴールド・スタンダードはどこに求めるべきなのでしょうか．精神疾患と診断する基準を考えてみましょう．

　精神症状の存在が，精神疾患を疑うきっかけでしょう．ですから神症状に注目することが一番重要です．精神症状に深い意味づけを行い，それが形成される過程を精神病理学的に考察し精神疾患を診断します．精神分析的な診断です．精神分析的な診断方法の欠点は，非常に難解なことです．妄想と記載されていても，その裏にある意味は多彩です．だから時として精神科医同士でさえ診断根拠を議論できないことがあり，普遍化しにくい欠点があります．

　そこで次に，精神症状を普遍化する方法として，DSMなどの精神症状の集合体で精神疾患を診断する操作的診断方法が用いられます．現在ではさまざまな研究で精神疾患を規定するゴールド・スタンダードとして用いられていますよね．しかしDSMは脳の病態からの分類ではないので，病態生理学的変化と呼応するわけではありません．

　ということは，次は脳の病態に配慮して診断する方法が必要になります．脳の病態から精神疾患を診断する方法として，血液生化学検査，画像（PET，fMRI，SPECTなど）が用いられています．サロゲートマーカーを指標にする診断です．残念ながら現時点では血液生化学検査でのマーカーは，アミンの代謝産物の測定，特定のアミノ酸（ペントシジンなど）がその候補として考えられていますがあくまでも補助的で確定的なものはありません．うつ病と統合失調症の鑑別を，課題を課してのNIRS（近赤外線スペクトロスコピー）で，脳血流の変化として観察し診断する方法が実用的なレベルまできていますが，やはり診断精度に問題があります．遺伝子多型などの遺伝子変異で疾患の可能性を推測する方法も今後実用化する可能性がありますが，まだまだ研究途上です．そして一番の問題は，画像や遺伝子はマーカーにはなるものの，それが異常であるからといって必ず精神症状を示すわけではないことです．精神症状との対応が必ずしも明確ではありません．

PART 4　抗精神病薬の心理学

　結局，再び精神症状に立ち返ることになります．精神疾患を診断するときのゴールド・スタンダードを求めて精神分析的診断からスタートした旅は，操作的診断，サロゲートマーカーによる診断を経由して，再び精神分析的診断に回帰してしまいました．まるでメビウスの輪のように連鎖をして，一体どれが診断のゴールド・スタンダードになるのかわからないのです．診断基準がメビウスの輪のようになることを理解しておく必要があります．

　臨床はしたたかです．特定の診断方法ではなく，都合よくいくつかの方法を混ぜ合わせて診断します．その中心に位置するのはやはり操作的診断でしょうか．しかし操作的診断はたびたび改訂されます．なぜならその時代時代での社会の集合的無意識がゆっくりではあるが変化しているからです．ただし改訂バージョンがでてきても，それはできた時点ですでに現実とのタイムラグが存在します．無意識の「暗黙の習慣」は変更されにくいからです．これが誤診を生む大きな理由です．

Let's Try

EXERCISE 81　精神疾患を診断するときのゴールド・スタンダードは何だと思いますか？

EXERCISE 82　操作的診断に基づき診断されても，必ずしも正しい診断ではない場合もあります．それはどうしてでしょうか？

11 曖昧な診断を繰り返すと，疾患概念は症状概念に格下げになる

　統合失調症と診断されたら，どのくらいの確率で統合失調症なのでしょうか．100%自信を持って診断をつけられることはなかなかありません．今からお話するのは，統合失調症の鑑別診断や診断の正診率を議論するのではありません．統合失調症か発達障害か感情障害か，なんとなくそれらが混ざったような印象を受ける症例を考えてみたいのです．臨床で診断に難渋するケースで，このような症例に現実的な対応をすれば泥沼にはまる可能性があるのです．臨床的な方法論で，実利的（プラクティカルな）対応をすればするほど，それが診断をさらに複雑にする現象です．

◆実利的診断の功罪

　現在の症状，家族歴や生育歴から精神疾患の診断が行われますが，境界領域に位置する症例もあり，疾患が混ざった印象を受けることがあります．このようなとき，疾患が混在していると考えるのは実利的対応です．たとえば次のような考え方です．

　『統合失調症と双極性障害は一部で遺伝的な連鎖が推測されています．両疾患ともアポトーシスで脳の体積が減少します．症状の違いは体積が減少する脳の部位の違いで説明できるので，両疾患は近縁性が認められます．米国では抗精神病薬がすでに双極性障害に使用されています．わが国でも一部の非定型抗精神病薬で，双極性障害の適応が近々取得される可能性が高いです．

　統合失調症なのか双極性障害なのか，あるいは発達障害なのか，診断に迷うことが臨床では時にあります．このようなとき無理やり1つの疾患に振り分けることは困難です．だからどのくらいが統合失調症で，どのくらいが気分障害で，どのくらいが発達障害なのか，その割合を考えて治療する方法があります．1つの疾患にこだわらず，柔軟に考え治療を組み立てるのです．

　診断に迷う症例は，受診する病院ごとに別々の診断が下されることがあります．ある病院では統合失調症と言われ，ある病院では発達障害と言われ，

などです．医療機関を変えるたびに診断が異なるため，処方される薬も変わります．そこで一貫性を持たせるために，現実的な対応として，何％くらいが統合失調症で，何％くらい感情障害が含まれるのか，何％くらいが発達障害なのかと考えると現実的です．統合失調症の陰性症状の一部もうつ状態が含まれ，うつに対してどうするかを考え柔軟に治療するのと同じです．』

科学的でなおかつ臨床に即した説明のように思え，現実的な対応であるように感じませんか．何％が統合失調症であるかという見方です．

ここでまず指摘したいのが，それぞれの疾患が混在した病態と考えると，薬が複数処方され，多剤併用になるリスクが考えられます．疾患を対症療法的に扱うと薬が増えます．

◆併存疾患ではない

実はこのような実利的診断の弊害は，診断そのものに対して混乱を招くことになります．どういうことなのか，疾患が複数存在するという見方の弊害を考えてみましょう．

1人の患者が，統合失調症であり，双極性障害であり，発達障害であるとは，どういうことでしょうか．この表現は，これらの疾患が並列に存在することを意味しています．疾患が併存し，それぞれの経過に影響を与えることを併存疾患（comorbidity）と言います．併存疾患は1人の患者にそれぞれ独立した疾患が複数みられ，なおかつそれぞれの経過に影響を与えることです．たとえばうつ病と糖尿病は併存疾患ですね．うつ病は脳の疾患で，糖尿病は代謝疾患です．直接的なつながりはないけれど，回りまわって奥深いところでつながっているのが併存疾患です．うつ病は糖尿病を合併しやすいし，糖尿病はうつ病を合併しやすい．そしてそれぞれの経過に影響を与えます．

では統合失調症，双極性障害，発達障害が1人の患者でみられるとして，それらは併存疾患なのでしょうか．この場合は，並存しているというより1つの疾患でさまざまな症状が現れていることを表現しているだけですから，併存疾患ではありません．確定的な診断が困難であるので，とりあえず可能性のある疾患が混ざった状態と説明しているわけです．

4-11 曖昧な診断を繰り返すと，疾患概念は症状概念に格下げになる

　何％ 統合失調症という感覚の診断が精神科臨床で使用される背景は，DSM にしろ ICD にしろ，症状の集合体として疾患を診断する操作的診断の影響が少なからずあります．つまりこの患者は，統合失調症の症状，双極性障害の症状，発達障害の症状を併せ持つから，何％ が統合失調症で，何％ が感情障害で，何％ が発達障害であると考えるのです．しかし，これではこの症例は，統合失調症でもない，双極性障害でもない，発達障害でもない別の新たな疾患ということになりませんか．何％ 統合失調症という実利的診断は，実は新たな疾患概念を無意識のうちに作り出しているのです．そうすることが日常的になると，統合失調症や双極性障害や発達障害が，疾患概念から症状概念へ格下げされる危険性が出てきます．

　実は，このような症例は，発達障害あるいは発達障害の二次障害や三次障害で苦しんでいる場合であったり，統合失調症で環境との軋轢で感情調整ができない状態であったりするのが一般的です．現在の症状だけで診断すると疾患が混在したように感じるだけです．脳の病態は1つなのに，疾患の併存と診断すると，基本的な病態自体を見誤っていることになります．何％ 統合失調症という考え方が主流になると，いつかは統合失調症は疾患概念から症状概念に格下げされるでしょう．疾患概念は重要です．それは治療を組み立てるときの基本ですから．

Let's Try

EXERCISE 83　疾患概念と症状概念の違いを考えてください．

EXERCISE 84　併存疾患の特徴を挙げてください．

EXERCISE 85　1つの疾患を併存疾患としていくつかの疾患が合併した状態と診断する危険性を薬物の使用と関連して指摘してください．

12 疾患の理解の仕方には異なる次元がある

　疾患概念が容易に変化しやすい理由は，疾患を理解するには時間がかからない反面，その内容は曖昧で普遍性に乏しいからです．疾患の理解の仕方には異なる次元が少なくとも3つはあります．①名前で理解する，②分解と再生で理解する，③因果関係で理解する，です．ここで言う理解とは，「あっ，そうか」と納得することです．

◆名前で理解する

　物事は名前が付けば理解した気になります．名前が付くとその詳しい内容はわからなくても，何となく納得できるのです．たとえば散歩していてあなたの知らない種類の犬に出会ったとします．可愛いし興味が湧くので，「何という犬ですか？」と尋ねますよね．飼い主さんが「ミニチュアシュナウザーです」と言えば，目の前の犬と名前が連動できたので，その犬のことをまったく知らなくても，その犬がなんとなくわかった気になります．理解とは直感を多用し，名前が付けられることでとりあえず完結します．

◆要素還元主義

　もう少し深い理解の仕方が，分解と再合成での理解です．そのものを分解する，そしてそれを再合成してそのものを作ることで，納得し理解することです．ものごとを要素に分けて理解する手法で，要素還元主義です．これは科学の一方法論でもあります．デカルト流に言えば「人体は精巧な時計である」ですよね．時計を分解し，組み立てることで，時計が完全に理解できますよね．現代の分子生物学的な研究方法は大多数がこの範疇の理解の仕方です．症状の組み合わせで精神疾患の診断や分類を行う操作的診断方法も根底には同じ考え方があります．部分に分けて理解する．再現性を確認することで理解するのです．

　科学的ですが，適応できる場面は限られています．ニュートンの古典的物理学が成り立つ条件では科学的です．三次元空間での古典的物理学が成り立

つ現象には有効な理解の仕方です．しかし時間軸が伴う現象（前には戻れない現象）や要素間の相互作用を考えなければならない現象を理解することは不可能です．神経系はニューロンという要素の集合体ですが，単一のニューロンを理解しても脳機能が理解できないことを考えれば，この理解の仕方の危うさがみえてくると思います．

◆**統計の悪魔**

3つ目は因果関係を推測して理解することです．統計学的な確率での理解です．科学は統計的な手法を用いて相関性や非相関性を示し，物事を整理（分類）し理解してきました．因果関係を統計学から類推することです．疾患の分類にも，疾患の原因にも，統計学は利用されています．統計学上の有意差p値を示して，関係がありそうだと指摘してきました．

ただし統計学的な手法は厳密な因果関係は実証できません．関係がないということの証明を繰り返して，世界を記述するようなものです．ポパーの反証主義的ですね．それに医学論文が大好きなp値が示されても，本当に関連があるのかはわかりません．世の中には交絡バイアスがたくさんあるからです．でも我々の脳は『関連がありそうだ（相関関係あり）』と思えば，厳密には因果関係がなくてもわかった気分になるのです．統計学の不適切な応用は，常に因果関係を無理にこじつけます．幻覚妄想と関連がある疾患の代表は統合失調症です．妄想がみられると統合失調症と考えてしまうような短絡的発想に陥らないようにしたいものです．

名前が付く，症状の集合で診断する，統計的な相関関係で診断する，これらの表現方法は我々の脳をわかったと納得させるから不思議ですね．しかしそれが正しいという保証はまったくありません．科学的にアプローチしているようにみえても，疾患の本質を理解する作業を行わなければ，いずれの理解の方法も表層だけを理解することに留まるのです．精神科臨床での診断は，これらの3つの手法を適宜組み合わせているのです．理解の仕方で，疾患概念も変わる危険性があります．疾患を理解するのは本当に大変であることが理解できたと思うのです．疾患名，部分に分けて病気の原因を探ること，そ

PART 4　抗精神病薬の心理学

れを統計的に因果関係で証明すること，これらの作業を通しても疾患の本質は理解できないことが多いのです．でも理解した気分になってしまうのです．この理解した気分の集合体，つまり社会の理解の仕方で，疾患概念が変化していくのです．

Let's Try

EXERCISE 86　理解の仕方をいくつか挙げてください．

EXERCISE 87　要素還元主義が成立する場面の例を挙げてください．また要素還元主義で説明できない現象の例を挙げてください．

EXERCISE 88　疾患概念が変化するのに影響を与える要因をいくつでもよいので考えてみてください．

13 薬理学的類似性

　遺伝と抗精神病薬の反応性から，統合失調症，双極性障害，発達障害の相違点を整理してみましょう．まず遺伝の面では，統合失調症と双極性障害は，一塩基遺伝子多型（SNP）の類似性が認められています．スウェーデンの膨大な家族調査のデータでは，統合失調症患者さんの兄弟が双極性障害になるリスクは通常より約4倍高く，双極性障害患者さんの兄弟が統合失調症になるリスクは通常より約4倍高かったという結果でした[1]．統合失調症と双極性障害で遺伝的なリンクが指摘されています．発達障害は，同じ塩基配列の繰り返し数をみるコピーナンバーバリエイション（CNVs）で統合失調症との関連がほんの少しだけ認められますが，双極性障害とは関連しませんでした．コピーナンバーバリエイションとは，父と母から1つずつ受け継ぐべき遺伝子がたとえば3つになったり，逆に1つしかなかったりとコピーミスを起こすことです．最近，オックスフォード大学のチームが発達障害の患者さん996名と発達障害でない対照群1,287名のゲノム（全遺伝情報）を比較し，発達障害の患者さんでは対照群に比べてコピーミスが平均19％多かったと報告しています[2]．コピーナンバーバリエイションは，疾患のなりやすさや薬の効き方の個人差と関連すると考えられています．発達障害の1つの原因として，まだ特定されていない鍵となる遺伝子の複数のコピーミスが考えられているのです．

　次に3つの疾患の薬に対する反応性を比べてみましょう．統合失調症と双極性障害は，抗精神病薬への反応性から脳内の病態の類似性が推測されます．発達障害では抗精神病薬はほんの少量がほんの少しだけ有効ですが，大多数は無効で，類似性が乏しいと言えます．統合失調症の一部にSSRIが抗精神病薬との併用で効果を示すことがあります．発達障害でもこだわりなどの特定の症状にSSRIで効果があることがときにあります．しかし双極性障害にSSRIを使用すると躁転など副作用がでる危険性が高いです．

　以上の内容は図14に示す単純な輪の重なりで表現できます．病態として統合失調症と双極性障害が重なるのは，遺伝子多型，家族調査，抗精神病薬

PART 4　抗精神病薬の心理学

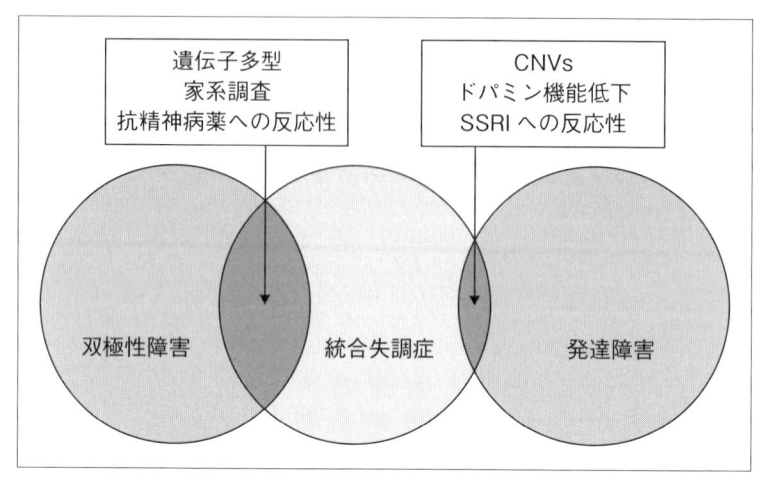

図14　統合失調症，双極性障害，発達障害の薬理遺伝学的類似性

への反応性がある点です．統合失調症と発達障害で輪が重なるのは，コピーナンバーバリエイションやSSRIがごくまれに効果があることや病態として前頭前野でのドパミン機能低下があることです．

　統合失調症と双極性障害は，遺伝的な近縁性が指摘されています．では逆に統合失調症と感情障害での遺伝的な違いはあるのでしょうか．統合失調症と統合失調症感情障害を対象に brain derived neurotrophic factor（BDNF）の遺伝子多型をみた研究が発表されました．BDNFは神経に栄養を与える因子で，海馬，扁桃体，線条体などに強くその発現が認められます．そもそもBDNFの遺伝子多型は，感情障害圏に高頻度でみられると考えられていました．統合失調症感情障害ではBDNFのハロタイプ（Val66Met多型など）をもつ割合が，統合失調症に比べて有意に高いという結果でした[3]．BDNFの遺伝子多型は，統合失調症と統合失調症感情障害を区別するマーカーになる可能性が指摘されています．

　脳内の病態を解き明かす研究は進んでいます．これらの研究が差別ではなく，臨床での診断の確定，治療法の開発につながることを期待しています．

Let's Try

EXERCISE 89 統合失調症，双極性障害，発達障害の脳内の病態の類似性，相違点をイメージしてみてください．

文献

1. Lichtenstein P, et al.: Common genetic determinants of schizophrenia and bipolar disorder in Swedish families: a population-based study. Lancet 373：234-239, 2009
2. Dalila P, et al.: Functional impact of global rare copy number variation in autism spectrum disorders. Nature. Published online 09 June 2010
3. Lencz T, et al.: Molecular Differentiation of schizoaffective disorder from schizophrenia using BDNF halotypes. Br J Psychiatry 194：313-318, 2009

PART 4 抗精神病薬の心理学

14 星座を読もう

　精神科薬物療法は科学的であると思いがちです．しかし臨床という場面ではどうも怪しいことが，このPART 4の抗精神病薬の心理学で理解できたはずです．専門的な医療というのは，専門家集団でしか通用しない理屈に過ぎないこともあるのです．それがあらゆる場面で通用すると考えるのが専門家の盲点です．

　また，我々の行動は意識下だけでなく，無意識の部分での脳の活動が大きく影響しています．無意識の世界でも脳はさまざまな仕事をしています．無意識の世界には大きな2つの特徴がありましたね．1つは行動や判断の基準となる「暗黙の習慣」はなかなか変化しにくいこと，だから時に日進月歩する科学的常識との乖離がみられます．もう1つは情報処理スピードが意識下より速く，困難な問題に遭遇すると無意識での判断が優先されることです．

　精神薬理などの医学は日々進歩していますが，精神科医の無意識下の「暗黙の習慣」はゆっくりとしか変化しません．変化が遅いだけでなく，もともとの常識は専門家ゆえに患者さんの考える常識と明らかに異なります．診断に迷う場面では，「暗黙の習慣」に沿った判断が行われ，患者さんや薬理学の常識から外れた選択肢が選ばれることが起こり得ます．抗精神病薬が適切に使用されることを妨げる判断が下される背景です．

　誤診を防ぐにはどうすればよいのでしょうか．それには2つのギャップを解消することです．1つは専門家の常識と患者さんの常識との間にあるギャップです．そして2つ目は，無意識の世界での判断根拠である「暗黙の習慣」と科学的な精神薬理学の最新バージョンとのギャップです．

　この2つのギャップを解消するには，専門家である医療従事者が現状の精神科治療に対して謙虚な内省を行うことが必要です．ただ単に精神症状の集合体として精神疾患を捉えるのではなく，患者さんは何に困っているのか，なぜこのような症状が出るのか，脳の病態生理学的変化はどうなっていると予想されるのか，患者さんは最終的にどうなりたいのか，を考えることです．

　精神疾患の症状はそれ単独で存在するのではありません．つながりに意味

があります．症状のつながりで脳の病態も想像できます．だから，精神疾患は１つの星座であると言えるのです．単なる症状の寄せ集めではなく，全体として意味があります．星座が読める精神科医療にならなければなりません．

Let's Try

EXERCISE 90　精神科臨床でのギャップを考えてください．キーワードは精神科医，患者，暗黙の習慣，最先端の精神薬理学です．そしてギャップを解消する方法を考えてください．

PART 5

ドパミンの意味論

1 星座の読み違い

　精神症状をコントロールするために抗精神病薬が使われます．たとえば統合失調症では，発症してから抗精神病薬による治療が開始されるまでの期間（duration of untreated psychosis：DUP）が短ければ短いほど予後がよいと言われています．抗精神病薬は適切に使用すれば，精神疾患患者さんに福音をもたらします．しかしその一方で，不適切な抗精神病薬の使用によりさまざまな精神症状が出現します．副作用によるさまざまな障害は，患者さんのQOLを低下させるだけでなく，時には命を奪うことにもなりかねません．

　統合失調症と診断が下されても，抗精神病薬が有効でない場合があります．抗精神病薬が薬効を示しにくい治療抵抗性の統合失調症の話ではありません．操作的診断で統合失調症と診断される人々のなかに，統合失調症でない人たちが含まれている可能性があるからです．

　統合失調症と成人した発達障害の人たちは臨床の場でよく混同されています．発達障害と統合失調症では，抗精神病薬に対する反応が異なります．薬が効くか効かないかを常に予測しながら，精神科薬物療法は行わなければな

りません．星座を読み違えると大変なことになります．統合失調症と成人した発達障害の鑑別をイメージで考えてみましょう．

　表層に現れた症状だけで精神疾患を診断すると，しばしば誤診に繋がります．適当に星を連ねても星座が完成するわけではありませんよね．星座には星と星のつながりに意味があり，1つの形ができあがります．症状に隠された病態生理学的変化や薬理学的な変化を読み取る必要があります．

　精神科臨床で，成人した発達障害圏の人たちが統合失調症圏と誤診され，不適切な抗精神病薬の投与を受け薬害を受けるケースもあります．発達障害と統合失調症は厳格に診断されるべきです．それは繰り返しますが，差別的な意味ではなく，抗精神病薬に対する反応性が異なるからです[1]．発達障害に対して抗精神病薬は劇的な効果を示しません．副作用が出やすいだけです．

　1つだけ注意しておきます．疾患の呼び方だけでも偏見が生まれます．だから疾患の名称に多くの人は敏感になります．偏見の源流は区別です．区別だけでは偏見にはなりません．区別し，それに意味づけが行われることで差別が生まれ，偏見になるのです．意味付けを行わず，どちらも綺麗な星座として観察することが大切です．星座の違いを区別し，差別するのではなく，ただ読むことです．統合失調症と発達障害という星座を読み取っていきましょう．

Let's Try

EXERCISE 91 発達障害と統合失調症は異なる星座だと思います．薬理学的観点から，どうして異なる星座と言えるのでしょうか？

文献
1. 長嶺敬彦：発達障害と薬物との関係を考える―薬理学的視点から―．精神科セカンドオピニオン2―発達障害への気づきが診断と治療を変える．シーニュ，東京，pp249-267, 2010

2 精神疾患患者は優しいが，その優しさが疾患により異なる

　満天の夜空に，成人した発達障害の患者さんと統合失調症の患者さんの星座を探してみましょう．どちらの星座もきらめくように美しい．どちらの疾患の人たちも，無条件に優しいからです．しかしその優しさは，よくよく観察すると微妙に異なります．

　発達障害の人たちは，人懐っこく，お人好しで，褒められたがり屋の気質があります．相手に褒められると素直に喜びます．相手に受け入れられることを，内心びくびくしながらも望んでいるのです．そこには相手という自己と異なる存在を明確に意識した優しさがあります．相手の機嫌を気にする優しさで，他者と交流することへの不安を内包した優しさです．

　それに対して統合失調症の人たちは，親しくなると他者のことでも自分のことのように受け入れ振舞える優しさがあります．親身な優しさで，ときにずけずけと物を言い（正しい評価であることが多いのですが），誤解を受けることもあります．でも悪意はなく，本当に優しいのです．「無礼な優しさ」とでも形容できます．

　発達障害の優しさは明確な境界がある優しさで，統合失調症の優しさは境界がなくなる優しさです．それはけっして差別的な意味ではなく，脳の病態の差異や薬への反応性の違いを暗示しています．

◆「自己存在の危うさ」は同じでも，他者との「境界線」の太さは異なる

　発達障害にしろ統合失調症にしろ，純粋で優しい人たちが多いです．それは裏を返せば社会に適合しにくい特性です．社会に適合するには，言葉の裏に隠されたメタファーを読み解き，それを逐一行動に反映させなければなりません．都合よく嘘もつかなければなりません．場合によっては，人を裏切ることも必要です．それが苦手であるのが，発達障害や統合失調症の人たちです．だから星座としての輝きは，満天の星空でも一際目立つのです．しか

PART 5　ドパミンの意味論

し社会のなかで「自己存在の危うさ」を感じやすくなります．
　ともに美しい星座である発達障害と統合失調症ですが，その輝きが微妙に異なることがイメージできたでしょうか．「自己存在の危うさ」に関しても，微妙にニュアンスが異なります．発達障害の人たちは自己の変化が非常に緩やかで，他者の要求や社会の変化に対応できません．そのために生じる摩擦が「自己存在の危うさ」を生み出しています．自己と他者の間に，非常に大きな溝，つまり自己と他者の間の「境界線」が太いのが発達障害です．発達障害の人たちは，心と身体の間にも厳然とした「境界線」が存在します．自分の身体の痛みなのに，どこか他人事のように感じる感覚です．ときに空腹感が他人事のように感じられ，自分の空腹感に感じられないこともあります．自らの所有物である肉体の信号が心に届きにくい現象です．自分の身体が発する信号ですら，境界線の向こう側に存在し，他人事のように感知される現象です．
　それに対して自己が他者に解き放たれ，自己と他者の境界が不鮮明になり，「自己存在の危うさ」に直面するのが統合失調症です．現実と妄想の境界の不鮮明さや，自分の感情と他者の感情を同一化して，どこまでが自分でどこまでが他者なのかわからなくなる現象．また他者に操られる感覚は，自己が他者や環境に埋没した結果でもあります．自己と他者の「境界線」が，細く曖昧になるのが統合失調症です．

Let's Try

EXERCISE 92　発達障害と統合失調症での「優しさ」の違いをイメージしてください．

EXERCISE 93　発達障害と統合失調症での「自己存在の危うさ」の病理を「境界線」を用いて簡単に説明してください．

3 発達障害では「境界線」が消失した印象を与えるときもある

　しかし発達障害の人たちは，時として予告もなく他者の感情に侵入してくることがあります．対人関係で適切な距離感が取れず，情緒的に無頓着に相手の懐深く入り込み，相手に不快感を与えてしまう現象です．発達障害の人たちは，他者の言動に傷つきやすく，被害的になることがあります．たとえば他者の何気ない一言が，過去の嫌な記憶を呼び覚ましパニック発作を起こすことなどです．これらの現象は他者や過去の記憶との間に存在すべき「境界線」が消失した現象とみられます．発達障害の人たちは，外界との間に「境界線」が強固に存在するはずなのに，「境界線」が消失する現象も認められます．そこで統合失調症との区別がまたわからなくなるのだと思います．でもよく観察すると，境界線は消えていないことがわかります．

　発達障害の人たちは，自明と思われる認識や行動が苦手です．そのことが他者には理解してもらえず，苦しんでいます．空腹感がわからないとか，相手の微細な感情の変化や言語の裏の意味が類推できないなどです．だからさまざまな刺激や他者の言動に影響を受けやすく，それは「他者に対して自己が開かれすぎている」と表現されることもあります．さまざまな刺激や他者の言動が自己に入り込む現象です．すべての情報が無防備に自己に侵入してくる苦しみです．人間関係や刺激を含めて，他者が容易に自己に入り込んでくる恐怖です．自己のなかに情報や他者の言動が無防備に侵入してくれば，当然，自己はパニックになります．

　この現象は自己と他者の間にある「境界線」が消失したことによるのでしょうか．たしかに発達障害の人たちは，自己が外界に開かれすぎていることで，一見他者との間に「境界線」が存在しないようにみえます．しかし完全に自己と他者との間の「境界線」が消失したのであれば，自己と他者が同一化するはずです．自己と他者が同一化すれば苦悩は生まれません．もちろん完全な同一化は無理としても，自己と他者との「境界線」が曖昧となり，自己が他者を受け入れれば，なんらかの形で自己は他者を咀嚼したことになり

ます．そうすれば混乱は生じません．ところが発達障害の人たちは，一見，外界の刺激や他者に自己が開かれており「境界線」が存在しないように思われますが，そこには厳然たる「境界線」が存在するのです．頑なまでに変革を拒む自己が存在します．その結果，侵入してきた刺激や他者との間に葛藤が生じているのです．

Let's Try

EXERCISE 94 発達障害の人たちは，他者に対して境界線がないようにみえるときがあります．それは，何が無防備に発達障害の人たちの自己に侵入してくるからでしょうか？

4 情報の嵐に遭遇したら

　少しややこしい話になりました．発達障害の人たちは「境界線」があるのでしょうか，ないのでしょうか．混乱が生じていると思いますので，もう少し詳しくみていきましょう．外界の刺激や他者との交流で，処理しきれないくらい多くの情報が自己に流入する場合を想定すると理解しやすいでしょう．処理しきれないくらいの情報，情報の嵐に遭遇したら，我々はどのように対処するのでしょうか．

　あふれる情報を処理するために，多くの人たちは情報にフィルターをかけ，情報を取捨選択します．あるいは情報を一度は自己に取り入れたとしても，その情報を都合よく忘れるという技法を用いますよね．これは自己と他者との間に，自己の都合でフィルターをかけ「境界線」を引くことを意味します．

　ところが発達障害の人たちは，他者との間に「境界線」が厳然と存在するにもかかわらず，あふれる情報を勝手に取捨選択することをけっしてしません．自己の都合で「境界線」を引くことはないのです．発達障害の人たちは，律儀にすべての情報を受け入れようとします．それはまるで PART 5「3 発達障害では境界線が消失した印象を与えるときもある（p 117）」で述べたように，刺激や他者に対して「境界線」が存在しない印象を与えてしまいます．

　それではいわゆるパーソナリティ障害圏の人たちは，どうでしょうか．あふれる情報に接したら，彼ら彼女らはどうするのでしょうか．情報を拒絶するのではなく，逆に情報の嵐に身を任せ，場合によっては，あふれる情報を糧として正反対の人格を造り，人格を交代させるという裏技を披露します．外界との「境界線」はいつのまにか薄らぎ，主体である自己がさまざまな刺激で新たな自己の「分身」を造るのです．

　統合失調症の人たちは，どうでしょうか．彼ら彼女らがあふれる情報に接したら，刺激や他者の言動は無秩序に彼らの自己に流入し，彼らの自己を修飾し，そして彼らの自己を拡張していきます．そこには「境界線」は存在せず，外界の刺激や他者の言動は「自己の神話」を作る部品として機能します．自己の神話は妄想という形で，他者には多少理解しがたい物語として饒舌に

語られるのです．

　いわゆるパーソナリティ障害圏も統合失調症も，差別的な意味ではなく，あふれる情報に対して，なんらかの防衛機制をとり，それは自己の変革や修飾や拡大も含めて，刺激と自己との「境界線」をあやふやなものにすることで対処しています．それに対して発達障害の人たちは，処理できないほどのあふれた情報は，けっしてそのもののかたちを変えることなく，彼らの自己に迫っていくのです．しかし外界の刺激はあくまでも非自己であり，厳然とした「境界線」の外に存在し続けます．彼らの「優しさ」はあふれる情報を尊重することです．だからそれらを取り込み，自分勝手に咀嚼する作業はけっして行いません．それは時として自分の身体感覚に対してもです．たとえば胃が痛いときでも，その痛みがどこか他人事のように感じる現象です．それは自分の身体感覚に対しても自己との間に境界線が存在するからです．

　だから発達障害の人たちは，一見，広く外界に開かれたために「境界線」がないようにみえますが，他者や刺激を容易には受け入れられない頑なまでの自己が存在し，そのため他者を安易に咀嚼し自己の一部にしたりはしないのです．だから「境界線」が存在しないのではなく，厳然とした「境界線」が存在すると言えるのです．

　発達障害の人たちは，あふれる情報を受け入れますが，情報を生のままで理解しようとするため混乱しパニックになるのです．それは自分にとって一番大切な自己が，他者と同じ位置関係にあることを意味します．そもそも自己と他者との「境界線」が消える過程とは，自己が他者を自らの支配下におく作業と表現できます．発達障害の人たちはそれができず，自己と他者，あるいは自己と刺激を並列に並べることで苦悩にさいなまれるのです．かといって自己と他者のさらなる上位に階層的な超越的自己を創造し，昇華という方法で自己と他者との間に存在する「境界線」を消し去るような器用なこともしないのです．発達障害ではあらゆる刺激に「境界線」が存在しすぎるが故に，さらには自己と他者の優劣をつけることをしないがために，さまざまな混乱が生じています．混乱している場面だけで診断すると，統合失調症圏やパニック発作などと誤診される可能性があります．

5-4 情報の嵐に遭遇したら

Let's Try

EXERCISE 95　あなたが処理しきれないくらいの量の情報に遭遇したら，どういう行動をとりますか？

EXERCISE 96　発達障害，統合失調症，パーソナリティ障害の人たちが，情報の嵐に遭遇したらどのような気持ちになり，どのような対処行動をとると思いますか？

5 「境界線」は2本ある

　発達障害では，他者との境界がないようにみえたり，逆にとてつもなく強固で消せない「境界線」が存在するようにみえることが理解できましたでしょうか．一見矛盾する「境界線」の話ですが，実は次のように簡単に説明がつきます．それは境界線が2本あることに気が付けばよいのです．

　我々の自己の周囲には，少なくとも内側と外側の2本の境界線が存在します（図15）．外側の境界線の役割は刺激のスクリーニングです．情報を取捨選択する社会との交流の窓口です．内側の境界線は自己のアイデンティティと接しており，このラインの内外で感情的な葛藤が生まれます．

　発達障害の人たちは，外のライン（境界線）が脆弱なので，情報は内へと侵入しやすいのです．そこで治療者との距離感も適当に取ることができず，勝手に土足で治療者の内面に侵入してしまうことがあります．この外のラインが脆弱であるがために，他者は容易に内側のラインに近づいてきます．そうすると発達障害の人たちは自己のアイデンティティの危機と感じ，容易にパニック発作を起こします．このときの言動は，自己を過剰に守る感じを周囲に与え，病的と烙印を押されかねません．

　つまり我々が，外のラインをみるか，あるいは内のラインをみるかで，「境界線」の太さが異なってみえるのです．パニックをその人の本質とみるか，発達障害の二次障害とみるかで，病態の把握も異なってきます．

　外にある社会との「境界線」は細く，内にある自己との「境界線」は太く，そして他者との交流で容易にパニックになる，これらすべての局面を理解してはじめて発達障害の病態が理解できます．

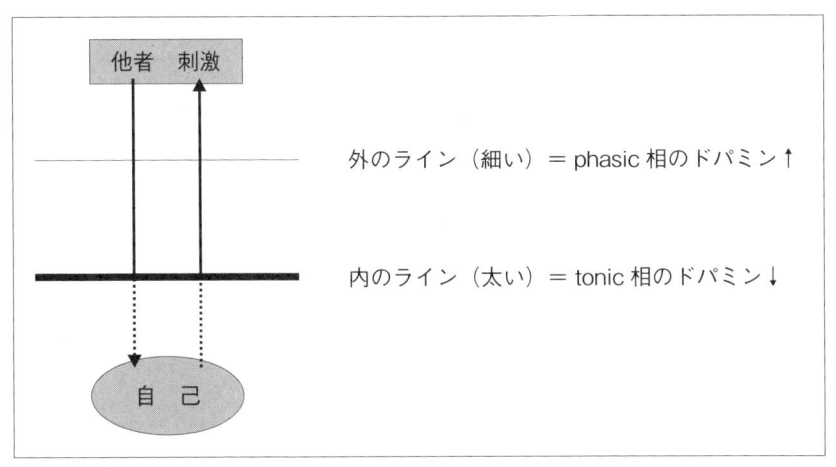

5-5 「境界線」は2本ある

```
  他者  刺激
         │
─────────┼──────── 外のライン（細い）＝ phasic 相のドパミン↑
         │
━━━━━━━━━┿━━━━━━━━ 内のライン（太い）＝ tonic 相のドパミン↓
         ↓
        自己
```

【図の解説】
1. ドパミン神経の伝達は，活動的になるイメージをもつと理解しやすい．ドパミンが伝わると活動的になるから，他者との交流は盛んになる．イメージとしては境界線が細くなる．それに対してドパミンが低下すれば，活動性が低下し他者との交流は疎遠になる．イメージとしては境界線が太くなる．
2. ドパミン神経は基礎分泌である tonic 相と興奮などを伝える phasic 相がある．tonic 相のドパミンは，自己と他者の間にあるもっとも自己側のライン（内のライン）である．phasic 相のドパミンは社会との境界線で，外側にある他者との境界線である．ドパミン伝達に tonic 相と phasic 相という2つの経路があるように，自己と外界の刺激に対しても，内のラインと外のラインという2つの境界線があると考えられる．
3. 発達障害の人たちがみかけ上，外に開かれているように思われるのは，外のラインが細いからである．外のラインが細いので刺激は容易に侵入しやすいし，他者からの影響も受けやすい．また治療者との距離もこの外のラインが細いので，適当な距離を保てず，治療者の内面に侵入してしまうことがある．外のラインが細いのは，Grace 理論で発達障害の患者は phasic 相のドパミン濃度が相対的に高いことと合致する．
4. しかし発達障害の自己は他者には完全に開かれていない．他者が自己の内面へ侵入することを拒む．また侵入を防ぐ意味での閉じこもりも起こしやすい．それは内のラインが太いからである．このラインが太いために，時には自己の身体感覚すら自己に伝わらないこともある．内のラインが太いことは，Grace 理論で tonic 相のドパミン濃度が低いことと合致する．

図15 発達障害における2つの「境界線」とドパミンの機能

PART 5　ドパミンの意味論

Let's Try

EXERCISE 97　発達障害の人たちには2本の境界線があると考えられます．外の境界線，内の境界線の役割は何でしょうか？　境界線が2本あることで，一見矛盾のように感じられた境界線が太くなったり細くなったりする現象が説明できるはずです．図をみながらイメージしてみてください．

6 「境界線」はドパミンが制御している

　それでは「境界線」の仮説と精神薬理学的理論の整合性を考えてみましょう．発達障害の人たちは，皮質下領域を中心に，ドパミン神経活動の低下が推測されています．ドパミン神経系の機能低下といっても，神経興奮時の刺激伝達異常ではなく，基礎分泌レベルでの機能低下です．

　ドパミン神経系には，興奮時の一過性のドパミン放出（phasic 相）と，安静時の持続的なドパミン放出（tonic 相）があります．ドパミン神経の興奮時の一過性ドパミン放出（phasic 相）は安静時の持続的な少量のドパミン放出（tonic 相）によって調節されています．発達障害では tonic 相のドパミン濃度が低く，相対的に phasic 相のドパミン濃度が高いと推測されています．これは Grace 理論と言われます．

　境界線を操作する物質をドパミンと仮定してみましょう．過剰なドパミンは情報が伝わり，神経が繋がるイメージです．たとえばドパミンの過活動は，統合失調症での中脳辺縁系のドパミンの過活動が幻覚・妄想を引き起こすように，現実と妄想の間の境界線を消し去る役割をします．ドパミンが増えれば「境界線」は細くなり，ドパミンが低下すれば「境界線」は太くなると仮定してみましょう．

　発達障害では，tonic 相のドパミンが低下することが最初に起こる障害と推測されています．tonic 相のドパミンは，大きな刺激を伝える準備状態を形成しています．つまり自己の内面と自己以外のすべての外界との境界線が，tonic 相のドパミンです．ここのドパミン濃度が低下しているから，発達障害では「境界線」が太いという特性が本質です．つまり，内のラインの「境界線」が太いのが特徴です．

　それに対して発達障害の人たちの phasic 相のドパミンは，相対的に上昇しています．phasic 相のドパミンは，外のラインです．したがって外の「境界線」は細くなっています．また phasic 相のドパミンは興奮や易怒性を媒介します．治療者との距離感が保てなくなり，ときにパニックになるのは phasic 相のドパミンが相対的に過活動になるからです．

PART 5　ドパミンの意味論

　「境界線」が 2 本ある話とドパミン放出に tonic 相と phasic 相の 2 つがある話は矛盾しません．発達障害の人たちは自己の変化が非常に緩やかで，その結果，他者の要求や社会の変化に対応しにくい面があります．これは tonic 相のドパミンの低下で，「内の境界線」が強固に存在することを意味しています．そして二次的に phasic 相のドパミンの過活動が起こることは，二次障害として「外の境界線」が細いことを意味し，容易に他者へ侵入したりパニックを起こす現象が説明できます．

　発達障害のなかの学習障害ではドパミン神経系の機能低下があるため，中枢神経刺激薬であるメチルフェニデート徐放薬が有効です．メチルフェニデート徐放薬は tonic 相のドパミン濃度を上昇させ，tonic/phasic 比を改善して臨床効果を示します．またドパミン神経系の機能低下が認められるにもかかわらず，ドパミン遮断薬である抗精神病薬のごく少量が発達障害の人たちに一部有効なケースがあります．その機序として，抗精神病薬が phasic 相のドパミンを遮断することで tonic/phasic 比が改善される可能性が考えられます．しかし抗精神病薬が効果を示すのは tonic/phasic 比の微妙なバランスを改善する場合だけです．この場合の抗精神病薬のさじ加減はとても難しいだけでなく，逆にバランスを壊せば症状は悪化する可能性があります．発達障害に抗精神病薬が効果を示しにくい理由です．

Let's Try

EXERCISE 98　ドパミン神経系の tonic/phasic 比について説明してください．

EXERCISE 99　ドパミン神経の活動と境界線を関連してイメージしてください．

7 発達障害のこだわりに少量のSSRIが有効なことがある

　発達障害の固執や変化への抵抗（こだわり）にSSRIが有効であることがあります．SSRIの主たる薬理作用は，細胞間隙に放出されたセロトニンの再吸収を阻害し，細胞間隙のセロトニン濃度を上昇させることです．つまりセロトニンを増やすことで抗うつ効果を示し，精神症状を改善する薬です．固執やこだわりが，単なるセロトニン欠乏による症状であれば，SSRIが不足したセロトニンを増やし効果を示すでしょう．それも症状が強ければSSRIを増量すれば効果が認められるという用量依存的な臨床効果が認められるはずです．しかし固執やこだわりへのSSRIの効果は，抗うつ効果のように用量依存的ではなく，比較的少量での使用が効果を示すことが多いのです．SSRIがなぜ固執やこだわりに有効であるのか，その正確な機序はわかっていません．

　固執やこだわりは，無意識であれ行為に対する動機付けが異常に強い状態と言えます．行為を行う動機が顕現化された状態です．動機の顕現化はKapurによればサリエンスと表現され，それを介在する神経伝達物質はドパミンだと考えられています[1]．Kapurのサリエンス理論は，統合失調症の陽性症状を説明するために提唱されたものです．ところで固執やこだわりの一部は，その行為に対して異常なサリエンスが形成された状態と考えれば，ドパミンの伝達がそこだけ過剰になっていると推測できます．この状態にSSRIでセロトニンを上昇させると，セロトニンはドパミンの放出を抑制しますので，ドパミンの低下が起こり異常なサリエンスが軽減され，固執が軽減される可能性があります．ただし発達障害が示す固執でのドパミンの亢進は，セロトニンとのバランスでの亢進にすぎず，統合失調症でのドパミンの過活動とは明らかに異なります．発達障害でのSSRIの効果は，少量のセロトニンの増加が，セロトニン・ドパミン神経系のバランスを改善するためではないかと考えられます．

　ということは，うつ病などで使用される量のSSRIを使用するとセロトニ

ンが増えすぎ，セロトニン・ドパミン神経系のバランスが再び崩れ，臨床効果を示さないばかりかSSRIの副作用だけが前面に出るはずです．SSRIの副作用としては，初期の消化器症状だけでなく，セロトニンが増えることでのイライラなどの精神症状，減量中止するときの離脱症状などに注意しなければなりません．また，まれですがセロトニン症候群の危険性もあります．SSRIはチトクロームP450（CYP）を介して，抗精神病薬と競合し，抗精神病薬の血中濃度を上昇させる可能性もあります．薬物相互作用の問題も考慮しなければなりません．

発達障害は抗精神病薬が効果を示しにくいと考えられます．それは明確な神経伝達物質の異常というより，神経伝達物質の微妙なバランスが問題だからかもしれません．効果がある抗精神病薬であっても，それが長続きするとは限りません．バランスが逆に崩れれば精神症状を惹起する可能性があります．発達障害の精神症状に対しては抗精神病薬がかえって害を及ぼす可能性があります．

> **Let's Try**
> **EXERCISE 100** 発達障害のこだわりにSSRIが効果を示す可能性をKapurのサリエンス理論でイメージしてください．そして効果があったとしても，危険と裏腹であることをバランスをキーワードに説明してください．

文献

1. Kapur S: Psychosis as a state of aberrant salience: a framework linking biology, phenomenology, and pharmacology in schizophrenia. Am J Psychiatry 160: 13-23, 2003

8 発達障害におけるセロトニン系の異常

　Grace 理論は発達障害をドパミン神経系の調節不全からみた説です．発達障害ではセロトニン神経系の障害が一次的で，ドパミン神経系は副次的な障害とする説もあります．最近，PET を用いた脳の機能画像研究から，セロトニン神経系の異常を検出した報告があります．

　セロトニン・トランスポーターに選択性の高い [^{11}C](+)McN5652，ドパミン・トランスポーターへの選択性が高い [^{11}C]WIN-35,428 を PET トレーサーに用いた研究です．向精神薬を内服していない成人した発達障害の患者を対象としています．結果は脳の広範な部位でセロトニン・トランスポーターが低下していました．視床におけるセロトニン・トランスポーターの低下と強迫症状は相関していたのです．視床は感覚の中継および統合を行う場所であり，そこでの神経伝達物質はセロトニンが多いです．前頭葉眼窩面ではセロトニン・トランスポーターの低下に反比例してドパミン・トランスポーターが増加していました．セロトニン神経系の機能障害をドパミン神経系が代償している可能性が示唆されました[1]．

　発達障害での神経伝達物質の異常は単純ではありません．セロトニン神経系やドパミン神経系の機能障害はあるとして，それらがどのように相互作用をしているのかはまったくわかっていません．神経伝達という部分を研究する視点の限界であり，脳機能全体を神経ネットワークとして観察する研究手法が開発されなければなりません．まさに創発の視点に立つ研究ですね．

　発達障害を統合失調症と診断し，不適切に抗精神病薬が使用されたらどうなるかがイメージできたでしょうか．逆に統合失調症を発達障害と診断し，抗精神病薬を使用しなければ未治療期間が長くなり，回復を遅らせるばかりか，脳の病態も進行してしまう可能性があります．2つの星座を夜空のなかからきっちりと読み取ることがそれぞれの疾患の予後を左右します．

Let's Try

EXERCISE 101 もう一度,発達障害と統合失調症という星座の相違をイメージしてみてください.両疾患の臨床薬理学的な相違を述べてください.

文献
1. Nakamura K, et al.: Brain serotonin and dopamine transporter bindings in adults with high-functioning autism. Arch Gen Psychiatry 67:59-68, 2010

☆ LAST EXERCISE ☆

医療の目的とは

　今まで多くの EXERCISE にお付き合いいただき，ありがとうございます．抗精神病薬は至適最小用量でシンプルに使用すべきことが理解できたでしょうか．薬は化学物質です．それを有効に使用するためには，考え方が大切です．医療の方向性です．患者さんは何を望んでいるのでしょうか．図 16 は長期入院患者さんからいただいた手紙の一部です．何年も入院しているので，「私の病気は治らない」と少し悲観的になっておられました．でも大好きなヨン様なら病気を治してくれると思っていました．ある時この患者さんが，多剤併用でイレウスになりました．そして私が治療しました．なかなか頑固な麻痺性イレウスで，何日も絶食で毎日点滴をしなければなりませんでした．幸いなことに，イレウスはよくなり，食事が食べられるようになりました．すると患者さんの心のなかで次のような疑問が生まれたのです．「私の病気はヨン様にしか治せない．お腹が痛かったのも，嘔吐も，ヨン様が来れば治る．でもヨ

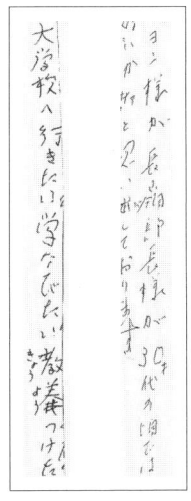

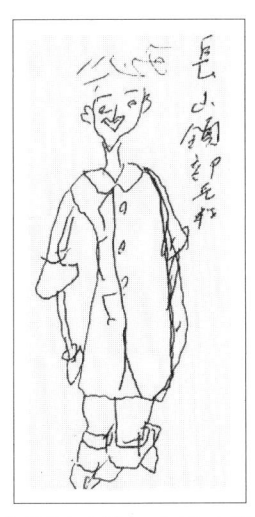

図 16　患者さんからの手紙より　　図 17　患者さんの描いてくれた私の肖像画

ン様は来てくれなかった．点滴をしたのは長嶺先生で，長嶺先生はどうみてもヨン様にはみえない．長嶺先生はヨン様とは似ても似つかない」これは確かに大きな矛盾です．そこで矛盾を解決すべく，考え抜いた末の結論が次のようなものでした．「長嶺先生が30歳のころにはひょっとしたらヨン様にみえたかもしれない」手紙にはそのような内容のことが，感謝の気持ちと30歳のころの私の肖像画（図17）とともに書かれていました．絵は明らかに実物よりかっこいいと思いました．

　私が若かったころヨン様のようにかっこよかったかどうかは別として，ここでこの手紙の一部を紹介したのは，手紙の最後に書いてあったことを示すためです．そこには，「大学校に行きたい．学びたい．教養をつけたい．」と書いてありました．患者さんは学生時代に発病し，大学への進学をあきらめたのでしょう．しかし病気がよくなったら大学に行き，学んで教養をつけたいという希望を今でも持っているのです．それに応えるのが医療ではないでしょうか．教養という漢字は難しいです．長嶺先生が読めるか不安に思い，振り仮名まで付けてくれています．患者さんは優しいです．

　医療の究極の目的は何でしょうか．幻覚妄想をとることでしょうか．社会復帰を目指すことでしょうか．病気を治すことは確かに医療の目的ですが，現代医学では治せない病気もたくさんあります．医療には「病気を治す」ということよりもっと大きな目的があります．それは，患者さんの魂を救うことです．「医療の究極の目的は，医療技術を応用して，患者さんの魂を救うこと」だと私は考えます．だからいくら科学技術が進歩しても，人間の心が，医療の方向性や薬の使い方を決めるのです．

LAST Try

EXERCISE Ⅲ　医療の目的をいくつか考えてください．そして究極の目的は何だと思いますか？

おわりに

なぜ本作りは苦しくないのか

　類似のテーマが対象でも，論文を書くことと本を書くことはかなり違います．どちらも物作りだから収斂するベクトルが必要で，そこには多大なエネルギーが必要です．しかし論文を作ることは苦しく，本作りは楽しいのです．

　そもそも「本」とは何でしょうか．論文のように，狭い分野での最先端の現象を簡潔に記述したものではありません．また単なる論文の寄せ集めでもありません．本には論文より広い視野があります．本には1つのポリシーを柱に，時代背景に彩られながら，読み物としての「語り」が存在します．

　小説であれ，絵画であれ，賞賛される作品の作者のコメントはかなり共通しています．たとえば次のようなコメントです．『この作品は私が作ったものかもしれませんが，私に作らせた「何か」があるのです．皆さんのおかげです．』

　優れた作品の作者のこうしたコメントは，単なる謙虚さからではありません．優れた作品は，「何か」が作らせるのです．皆さんのおかげというのは，作品が皆さんと時代を共有していることを示しています．優れた作品とは，作者自身の自我のなかで完成されるものではなく，作者の自我を超えた意思が作品を作らせるのです．だから次のようにも言えます．『優れた作品とは，作り出すのではなく，生まれ出るものである．』と．

　論文は狭い研究集団の自我のなかで，文章を作らなければなりません．自我は非常に狭小です．だから葛藤が生まれ，それをまた狭小な自我のなかで処理するのでますます苦しくなります．論文作成の苦痛は，自我の喘ぎです．私もこの歳になると，研究の一端ですでに300編以上の論文を書きました．もちろん毎回とても苦しい作業でした．

　しかし本は自我のなかで文章を作るわけではありません．もっと大きな力が働き，生まれ出るものなのです．だから狭い自我のなかだけで悩むことは

ありません．本を作るとは，大きな意思に支えられながら語ることです．もっと言えば「私の脳」というフィルターを通して，現象をあるがままに語ることです．

この本も私が書いたけれど，私に書かせた「何か」があります．その「何か」は時代が要請した結果だと思うのです．もちろんこの本が優れた作品だと言っているのではありません．現代の精神科における薬物療法で私に物を書かせようとする「何か」があるということです．無意識に抗精神病薬が適切に使用されることを妨げる判断が，精神科臨床で行われているとしたら，とても恐いことです．かといって萎縮して，必要な場面で抗精神病薬が処方されなかったら患者さんは現代医療の恩恵を受けられません．抗精神病薬は劇薬です．だから使うときに訓練が必要です．本書を EXERCISE 形式にしたのはそのためです．みえない脳内の病態を予測して，抗精神病薬を適切に使用し，多くの患者さんが回復されることを祈っています．

余談です．新興医学出版社より本書を発刊していただけることを大変うれしく思います．かれこれ 30 年前になるのですが，私の医師としての最初の赴任地は日本海に浮かぶ小さな離島でした．そこでの経験はなにものにも変えがたい私の財産です．今のようにインターネットもなく，1 人で診療する不安を解消するのに苦労しました．当たり前ですが，患者さんの症状をよく観察すること，そしてそれを知識として整理することで，私は成長できました．丁度そのとき新興医学出版社より「Modern Physician」が創刊されたのです．毎号隅ずみまで読み，知識の整理をしました．定期船に揺られて運ばれてくるこの雑誌が毎月の楽しみになりました．30 年後に新興医学出版社より拙著を出版していただけることになり，なにやら運命めいたものを感じます．最後になりますが，私がものを書くとき，毎回原稿のチェックと図表の作成をしてくれる妻に感謝します．私の希望を聞いて本にまとめていただいた編集の林峰子氏，久保歓奈氏に感謝いたします．

索　引

〔B〕
bacterial translocation　34
brain derived neurotrophic factor
　（BDNF）　108

〔C〕
conformation disorder　72

〔D〕
D2受容体遮断　43

〔E〕
EBM（evidence based medicine）　8

〔F〕
FIN 11 Study　46

〔G〕
Grace 理論　125

〔M〕
minimum dose therapy　50

〔N〕
NIRS（近赤外線スペクトロスコピー）　99

〔O〕
off-target 副作用　52
on-target 副作用　52
OROS（osmotic-controlled release
　oral-delivery system）　56

〔P〕
PET（positron emission tomography）　24

〔Q〕
QT 延長　32

〔R〕
RCT（randomized controlled trial）　8

〔S〕
SDA（セロトニン・ドパミン拮抗作用）　28

〔T〕
TdP（torsades de pointes）　32

〔あ〕
悪性症候群　27
アゴニスト　63
アップレギュレーション　97

アミスルピリド　10
蟻の行列　67
アリピプラゾール　30, 40, 63
アンタゴニスト　61, 63

〔い〕
遺伝子多型（SNP）　99, 107
イレウス　34
因果関係　105

〔お〕
オランザピン　10, 30, 53, 75

〔か〕
過鎮静　30
カテコラミン　58
カルバマゼピン　44

〔き〕
境界線　116, 117
共役　74
巨大結腸症　34

〔く〕
クエチアピン　30, 39
クロザピン　10, 30, 46, 53, 75

〔け〕
減薬　18

〔こ〕
効果閾値　55
抗コリン作用　38
抗精神病薬　2
向精神薬　2
高プロラクチン血症　39
誤嚥性肺炎　37
黒質線条体　24
コピーナンバーバリエイション　107

〔さ〕
再発閾値　55
サブスタンスP　37
サリエンス理論　127
酸塩基平衡　71

〔し〕
軸索　62, 66
実利的診断　101
至適最小用量　50
シナプス　63, 70
樹状突起　62, 66
受容体プロフィール　16
情報の嵐　119
食道拡張　38

処方動向　1
神経細胞　66
神経細胞（ニューロン）　62
振幅（fluctuation）　55

〔す〕
錐体外路症状（EPS）　24
スイッチング　18
スルトプリド　30

〔せ〕
精神運動興奮　58
精神科救急　58
セロトニン・ドパミン拮抗薬（SDA）　38

〔そ〕
相関関係　105
双極性障害　108
操作的診断　78
操作的診断方法　99
創発（emergence）　67

〔た〕
代謝型グルタミン酸2受容体（mGluR2）　74
代謝障害　20
体内時計　68
多剤併用　43

〔ち〕
チトクローム P450（CYP）　33, 44

〔て〕
適応外使用　2, 3

〔と〕
統合失調症　108, 113, 115
動的平衡　97
ドパミン自己受容体　64
ドパミン・システム・スタビライザー
　（dopamine system stabilizer：DSS）　63
ドパミン部分作動薬　25
トラフ値　55

〔に〕
忍容性（tolerability）　13

〔は〕
パーシャル・アゴニスト（partial
　agonist，部分作動作用，部分作動薬）
　25, 28, 61
発達障害　108, 113, 115
パリペリドン ER　56
パロキセチン　44
ハロペリドール　37

〔ひ〕
ピーク値　55

〔ふ〕
副作用閾値　55
服薬継続率（adherence）　13
ブロナンセリン　30, 39

〔へ〕
併存疾患（comorbidity）　102
ペロスピロン　39
ペントシジン　99

〔ま〕
マイクロスフェア　56

〔む〕
無意識　86
無作為化臨床試験　8

〔め〕
メタアナリシス　9

〔や〕
薬物相互作用　43
薬効（efficacy）　13

〔ゆ〕
緩い結合（loose binding）　28

〔よ〕
要素還元主義　104

〔り〕
リスペリドン　10, 30, 37, 39, 44, 75
リスペリドン持効性注射剤（RLAI）
　50, 56
離脱　18
リバウンド　18
臨床効果（clinical effectiveness）　13

〔れ〕
レムナント　20

著者略歴

長嶺　敬彦　Nagamine Takahiko

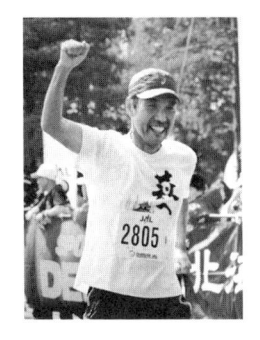

1956年　山口県生まれ
1981年　自治医科大学医学部卒業
1990年　地域医療における解釈モデルの応用に関する研究で医学博士号を取得
1999年～　清和会吉南病院内科部長

　麻酔科医から出発し，プライマリ・ケアを専門としたのち，臨床精神薬理学をベースに精神疾患と身体疾患の相互関係について研究中．麻酔科標榜医．座右の銘は「至誠」．

専門分野：精神薬理学，内科学

ⓒ2011　　　　　　　　　　　　　第1版発行　2011年1月21日

抗精神病薬をシンプルに使いこなすための EXERCISE

（定価はカバーに表示してあります）

〈検印廃止〉

著　者　長　嶺　敬　彦
発行者　服　部　治　夫
発行所　株式会社　新興医学出版社
〒113-0033　東京都文京区本郷6-26-8
電話　03（3816）2853
FAX　03（3816）2895

印刷　大日本法令印刷　　ISBN 978-4-88002-820-0　　郵便振替　00120-8-191625

- 本書の複製権・上映権・譲渡権・公衆送信権（送信可能化権を含む）は株式会社新興医学出版社が保有します．
- JCOPY 〈（社）出版者著作権管理機構　委託出版物〉
  本書の無断複写は著作権法上での例外を除き禁じられています．複写される場合は，そのつど事前に（社）出版者著作権管理機構（電話 03-3513-6969，FAX 03-3513-6979，e-mail：info@jcopy.or.jp）の許諾を得てください．